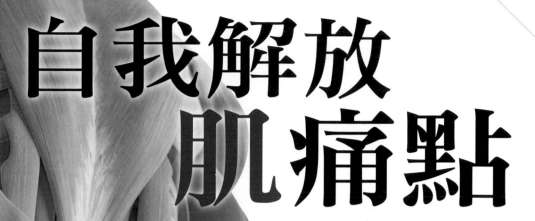

自我解放
肌痛點

居家自我照護指南
釋放長期困擾的痠痛點
成為自己的居家治療師
協助千人成功改善身體疼痛的經驗收錄

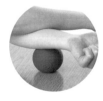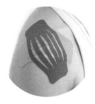

伸展、按摩、肌力訓練、貼紮

藍海曙光集團復健治療團隊

李瑋、許憶婷 合著

目錄

下肢 PART 4

推薦序

洪千婷

宏恩綜合醫院復健科 主任
藍海學苑 院長

　　認識憶婷和李瑋許多年，兩位對專業一直抱持極大的熱誠！在臨床治療工作中，總是積極面對患者的問題，給予患者合適的治療計畫，尤其會特別指導患者離開醫療院所後的自我保健與居家運動！兩位作者除了身兼臨床的治療師工作，也承接了許多學校教學，以及企業單位邀約的健康預防、運動傷害保健講座，不僅僅在醫療端面對患者，也同時深入一般民眾的日常生活中，衛教亞健康的族群，讓民眾遠離身體不適，進而達到預防保健的目的。

　　同樣身為一位臨床工作者，最希望的就是可以推廣預防保健知識，落實在民眾的生活中。當我受邀閱讀本書，發現內容相當豐富實用，除了常見部位痠痛的成因及說明以外，更提供了多樣化的緩解辦法，包含伸展運動、自我肌筋膜放鬆、肌力訓練，以及肌能系貼紮。大量的動作示範及操作圖片，容易學習快速上手，非常貼近民眾需求。

書中提供了數種的緩解方法，可以依時依地做合宜的選擇。若是身邊沒有貼布時，讀者可以選擇進行肌肉伸展、肌力訓練，而若是不巧沒有時間或空間進行運動時，便可以改用肌能系貼紮來處理。簡言之，本書整理了日常生活常見肌肉骨骼問題，以及運動傷害的處理與預防，誠摯地推薦給大家這本實用易上手的工具好書！

歐育志

馬偕紀念醫院物理治療 技術主任

閱讀完這本書後，忍不住想推薦給大家。

在醫院工作多年，常常提供因筋膜疼痛來就醫的患者各式各樣緩解症狀的建議。但經常因為治療時間太短，總是倉促的講解著各種居家活動，可能內容過多，病人或家屬來不及一一記住，衛教效果因此被大打折扣。

當身體出現了疼痛的警訊，要做的第一個步驟是辨識警訊從何而來、為何而來，而此書每一個篇幅的第一段即是針對不適之處做出說明。明白身體疼痛的原因之後，便要解決問題，除了至醫療院所尋求專業的醫師、治療師提供協助以外，也有許多居家可以執行的保健和預防活動。

這本書針對各種常見不適狀況，依據不同的部位提供居家保健的方法。書中簡單區分身體為頭頸、軀幹、上肢、下肢，以淺顯易懂、平易近人的文字，讓民眾可以了解居家的保健方法，家中非常值得珍藏，做為平時保養的參考。

陳貞吟

林口長庚醫院物理治療 組長

　　現代人生活緊張，每個人都有筋骨痠痛的問題，然而緊湊的生活步調、新冠肺炎的疫情讓人無法也不敢一天到晚往醫院跑。很高興能夠看到這本書，書中所提到的伸展、肌力訓練、自我肌筋膜放鬆和肌能系貼紮的應用，都能幫助我們自己解決身體上的痠痛改善體能。但是拉筋動作、肌力訓練到底該怎麼做，做幾下、做多久、動作上有沒有什麼細節需要注意，才能避免二度受傷，這些重要的小事，書中都有清楚而完整的呈現，並且找了治療師來擔任模特兒，負責全書的動作示範，相信讀者看完後，更能正確操作各項伸展或肌力訓練，增加許多日常保健知識，遠離痠痛，也能照顧身旁的親朋好友。

　　憶婷和李瑋兩位臺灣肌能系貼紮學會講師在撰寫此書時，除了自身物理治療及職能治療的專業外，更融入肌能系貼紮、自我肌筋膜放鬆技巧、身體感知等概念，用多元的面向提供給讀者各種居家保健方法，這是目前市面上各類保健書籍中少見結合理論與實務的好書，真心推薦給各位重視自我健康的讀者。

作者序

許憶婷 物理治療師

陽明大學 物理治療暨輔助科技學系 學士
宏恩綜合醫院 物理治療副組長
藍海學苑 副秘書長
國際認證肌能系貼紮操作者（CKTP）
SMaRT 自我肌筋膜放鬆技巧 課程講師
臺灣肌能系貼紮學會 課程講師
大安文山身障中心居家物理治療師
台北馬拉松場邊防護

　　我是一位物理治療師，在我的工作日常每天都會遇到許多來做復健的民眾，可能是脖子轉不了，可能是腰痛站不直，可能是下床腳會痛，可能是手抬不高，在幫助這些個案解決他們的問題時，常常會透由治療過程中的聊天，發現到原來有許多個案在日常生活中有太多不適當的動作跟習慣，最後導致這樣的問題才來就醫，而我總是在想如果他們能在日常生活中，就有基礎的概念，有點像是身體使用說明書，來提醒他們其實你應該怎麼使用你的身體，該怎麼保養你的身體，身體出現什麼警訊，又該如何自我察覺，然後解決，以避免長期累積下來造成更嚴重的問題。

　　身為一個物理治療師，我們的核心價值就在於促進大眾，擁有更好

的動作能力，進而獲得更優質的生活品質。然而在現代環境下，有更多處在亞健康的人，這些人有著緊繃、痠脹、疼痛等困擾，但並不一定會到醫療院所就診，另外還有一群人是想預先做好日常生活保健的民眾，這兩大族群的人數遠遠大於那些會到醫療院所就診的人數，因此除了在醫療院所持續我的臨床業務照顧病患外，為了能更落實物理治療師的核心價值，才與職能治療師 - 李瑋共同寫下這一本工具書，藉由跨領域的合作達到更完整的自我保健照護。

在構思這本書的過程中，總是想著要如何呈現，才能讓沒有任何醫療背景的一般大眾可以清楚閱讀，並且透過詳細的動作圖片說明，彷彿有一位指導者在旁邊指導著每個細節，畢竟魔鬼藏在細節中，很多時候上網查到的動作照片就只是一張照片，有許多操作上該注意的事情是無法透過照片看出的，因此這本書有許多局部照，並配合著說明，這樣才能更有效達到做動作的目的，也避免做出不正確的動作，反而有了反效果！

這本書得以順利完成，除了感謝李瑋治療師的協助與「運動星球」團隊的邀約，更要謝謝「臺灣肌能系貼紮學會」秘書長 - 周柏青主任給予專業上的建議，謝謝「藍海學苑」洪千婷院長給予撰寫書籍上的寶貴經驗，也謝謝「藍海曙光集團」鄭悅承執行長一直以來給予的觀念 -「跨專業合作」，才得以讓我的職業生涯中遇到不同專業領域的夥伴，互相激盪出不同的火花！

最後，希望這本書能呈現我們一開始撰寫的初衷，提供一般大眾一本「好像有指導者在身邊」的工具書！讓自我保健融入一般大眾的日常生活中！

作者序

李瑋　職能治療師
中山醫學大學 職能治療學系 學士
杏誠復健中心 職能治療副組長
藍海學苑 副秘書長
國際認證肌能系貼紮操作者（CKTP）
身體感知運動訓練技巧 課程講師
臺灣肌能系貼紮學會 課程講師
台北馬拉松場邊防護
台北市學校系統巡迴職能治療師

　　我是一位職能治療師，多數人聽到職能治療都會忍不住問一句：「什麼是職能治療？」簡單來說，職能治療是「透過有目的的活動，改善個案的表現，進而提升生活品質」。而這個「有目的的活動」，除了在醫療院所，提供根據個案能力量身訂做的活動以外，治療該如何更貼近生活，是我工作幾年之後，一直在思考的事情。

　　因緣際會下，接觸到運動星球團隊而有了出書的機會。將過去所學的醫療知識以及臨床經驗文字化、圖像化，或許是個更貼近群眾日常生活的做法之一。想要擁有一本像是字典一樣，當身體產生不適時能夠快速檢索，又能夠獲得多種健康訊息的日常生活自我保健工具書。於是，這本書就誕生了。

身體保健的方法非常多元，坊間也有許多毛巾操、筋膜放鬆等書籍，而本書與這些書籍最大的不同，在於根據每個不同的身體部位，都設計了多元活動，包含伸展、自我肌筋膜放鬆、肌力訓練的操作動作，例如：手腕產生些微不適時，讀者可以自書籍中找到手腕的章節，可以執行章節中全部的運動，也可以自由選擇其中一項來操作，部分動作可能會需要其他操作道具，而這些操作道具也都是可以輕鬆自家中取得的。

　　撰寫的過程中並沒有遇到太大的困難，感謝許憶婷治療師，提供物理治療的專業，進行了書面的跨專業整合，讓本書的內容更完整，並且在截稿之際給予心靈上的支持；感謝周柏青主任，無私提供專業建議，像是春日的暖陽一般，傳遞溫柔而堅定的力量，使本書得以順利完成；感謝藍海學苑的洪千婷院長，願意提供撰寫書籍的機會，且釋放很大的自由度，當文思泉湧時，得以盡情揮灑；感謝鄭悅承執行長，打造了「藍海曙光集團」這個跨專業的平台，在我職能治療師的執業過程中，能夠接觸到不同的專業，開闊眼界、增廣見聞。

　　期許本書在讀者的書櫃中，是一本平易近人、貼近生活的書籍。在關鍵時刻能發揮角色，些微的緩解身體上的不適，進而提升生活品質。

本書特色

　　無論是庸庸碌碌的上班生活，或是悠閒放鬆的休假日子，身體難免會發生一些痠痛不適，可能是一個起身就扭到腰，或是走路不小心踩空一步。當這些狀況發生時，除了儘早就醫，尋求醫療專業人員的協助好釐清問題來源以外，若只是輕微的不適，都可以針對相關的部位進行自我保健小撇步。這些都是筆者將物理治療和職能治療的臨床與服務經驗，結合過去所學，包括自我肌筋膜放鬆技巧、身體感知運動訓練技巧，以及肌能系貼紮技術，融合成一本貼近生活的工具書。

　　本書根據身體不適的部位，介紹了 23 種日常生活中常見的困擾，更提供了近百種的解決方法。在書籍的一開始，特別設計了人體痠痛圖示頁面，我們希望透過圖片呈現的方式，讓讀者即使不知道自己是什麼病名，也能透過人體痠痛圖示清楚的對照，找出相對應的痠痛位置，進而進行適合的保健運動。而在後面的內容當中，也透過大量的示範照片來讓文字描述更生動，讀者可以藉由示範動作的照片直接操作。另外過去在教導民眾運動時，那些常出現的錯誤姿勢，也是我們在撰寫本書時，特別希望呈現給讀者們的，讓讀者可以更正確更有效率地進行居家保健活動。

　　雖然本書針對每個不適的狀況都有簡單的說明、測試動作，也有提供伸展、筋膜放鬆、肌能系貼紮 ... 等建議，但仍是依據每個人不同的身體狀況，而可能在適合的運動中有些微差異，例如每個人症狀的不同，有些人是痠、有些人是痛，甚至有些人是出現麻感，在運動監測時，

就要留意自己本身的症狀是如何變化；而每個人的動作次數也會有不同差異，也許老人家動作次數少一點，年輕人則次數多一點等，詳細的監控原則在本書一開始的前言即有說明。而當讀者照著書中的建議執行後，卻不一定能有效舒緩，就需要思考到有可能不是單純痠痛位置出現的問題，而有可能是其他部位而引發的症狀，主要是因為人體構造是非常奇妙且複雜的，例如當手臂不舒服，也有可能造成問題的根源是頸椎壓迫造成，這些須經過更仔細的評估與檢查，才能更準確的判斷出問題來源，由於這樣的評估方式並非簡單一本書或透過文字就能表達，為了能讓本書提供給一般大眾更容易閱讀與理解，僅列出較常見痠痛問題的應對方式。

　　因此免不了還是要提醒大家，當身體有不適的狀況產生，依本書進行自我保健與處理時，而症狀未改善，甚至是症狀越來越明顯，就醫就絕對是必要的，接受了診斷及治療以後，剩下的大部分時間，也就是日常生活的每一個片刻，則是需要靠自己執行居家保健活動來延續治療的效果，擁有更好的生活品質。

　　有一句話是這麼說的，「醫學為生命增添歲月，復健為歲月增添生命」。希望大家都能在健康的道路上穩步前行，讓生命不只增添歲月，也讓歲月更有生命。

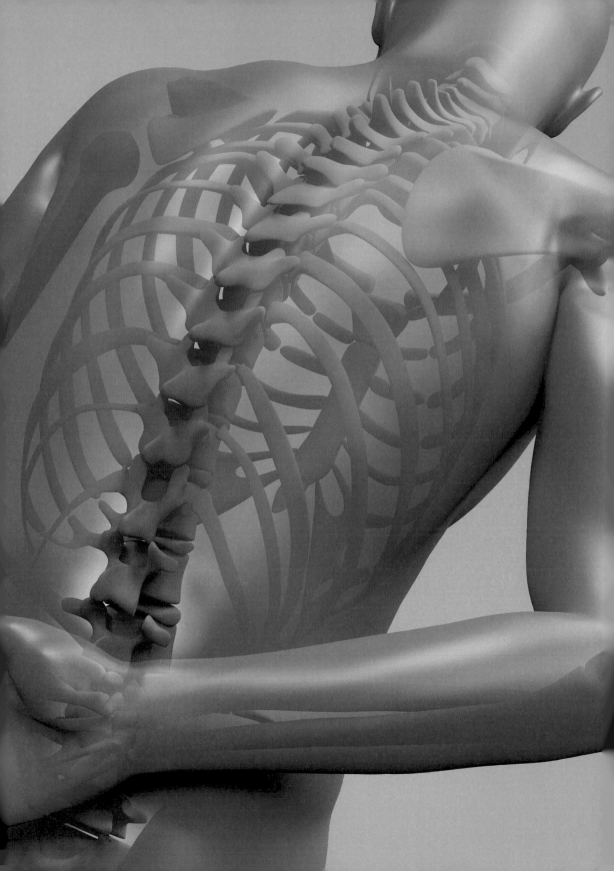

自我解放肌痛點四部曲

本書根據身體不適的部位介紹了 23 種日常生活中常見的困擾，為此設計了四種操作模式：伸展、按摩、肌力訓練、貼紮。溫和且容易實行，讓讀者們能對症下藥，釋放長期困擾的痠痛。

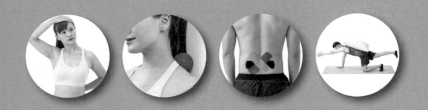

痠痛起因

「緊繃疼痛」是很多人有的問題！可能是肩頸，可能是腰背，甚至是運動後的痠痛緊繃。太久沒動會緊繃痠痛，活動太多也會緊繃痠痛！

到底痠痛是怎麼一回事？

根據國際疼痛協會對於疼痛的定義，『疼痛是種令人不愉快的感覺和情緒經驗，伴隨著實質或潛在的組織傷害，或與這些損傷相關連所產生的不愉快感覺及情緒經驗。』除了周邊神經系統將接收到的痛覺訊息傳遞至大腦，大腦本身也具有一個疼痛辨識與解讀的系統，也就是說除了生理結構上的受傷以外，過去的經驗也是會影響一個人對於疼痛的感受。

造成疼痛的種類有很多，可能是免疫系統的問題、傷口的發炎反應、神經訊息傳導異常…等原因，而本書著重的主題，是解決讀者因肌筋膜緊繃而引起的痠痛。當我們按壓緊繃肌肉的時候，往往可以找到一條緊繃的肌索 (Taut Band)，在這條肌肉緊繃帶上，又可以找到一個最疼痛的點，那個點就稱為激痛點 (Trigger Point)。本書的書名則是取自激痛點的諧音而產生。

其實人體的肌肉筋膜很奇妙，當我們因為長時間維持在同一種姿勢，身體的肌肉若處在一個比較拉長的位置上，肌肉會變得疲乏，就像橡皮筋一直被拉長著，久了橡皮筋就會疲乏一樣；若是長時間處在一個縮短位置，肌肉也會因為這樣變得較縮短，等我們要使用它時，肌肉的彈性跟長度就會不足，因此感到緊繃。另外當我們重複性使用某條肌肉、某些肌群時，可能會超過肌肉原本有的能力，而產生微小的肌肉撕裂傷，開始發炎變得緊繃。也就是說太少動也會痠痛緊繃，動太多也會痠痛緊繃！

隨著現代人健康生活的意識抬頭，越來越多人開始運動生活，或是學習更多自我保健的方式，肌力訓練、伸展技巧、筋膜放鬆、肌能系貼紮、健康飲食、了解疼痛、精油按摩等。而這本工具書為每一種問題一口氣帶來四種解決方式，伸展、肌力訓練、筋膜放鬆、肌能系貼紮，每個人可以選擇自己想要的、合適的方式來進行。用著簡易的文字，清楚的圖片，讓使用者可以像查字典一樣，用不同查詢方式來找到自己的問題，如果你知道自己的問題是什麼，那便可以直接從目錄查詢，但如果你不清楚自己是什麼問題，只知道不舒服的位置，則可以藉由圖片來快速搜尋到書中相關的說明。

在開始使用這本書之前，希望大家能先了解痠痛的成因，熟悉書中提到的自我保健方式背後的原理，才能更有效且正確的使用這些技巧。

自我解放肌痛點四部曲

肌肉筋膜伸展

　　一般來說，常見伸展有「靜態伸展」（Static Stretch）、「動態伸展」（Dynamic Stretch）、「彈震式伸展」（Ballistic Stretch）等，「靜態伸展」是透過一定時間內讓肌肉維持在延展的姿勢下，讓肌肉被慢慢拉長，增加不足的肌肉長度；「動態伸展」有別於靜態伸展，主要以動態的方式進行，動作過程中不會單單只針對某條肌肉做伸展，而是著重整體性的動作，不強調靜止停在同一個姿勢下，例如：交替弓箭步向前走、腳跟踢屁股小跑步前進等，藉此增加肌肉的彈性與延展性。「彈震式伸展」是指在延展某條肌肉或肌群時，跟動態伸展一樣不停留在某個姿勢下，但是只做單一動作的來回彈震，例如在進行坐姿體前彎姿勢下拉大腿後側肌肉時，身體會往前以壓一下放一下的彈震式伸展，增加肌肉的彈性，要注意的是，這樣彈震的過程中，相對的受傷風險較高，或是容易讓肌肉更加緊繃。

　　本書所推薦的伸展皆指的是靜態伸展，希望一般民眾透過比較熟悉的伸展方式，相對安全及輕鬆的來增加肌肉的長度，減少肌肉的緊繃感，同時增加伸展部位的血液循環，改善局部痠痛感。

SMaRT 自我肌筋膜放鬆

　　SMaRT（Self Myofascia Release Technique）指的是自我肌筋膜放鬆技巧，操作時，透過簡單的器材，就可以幫自己做肌筋膜放鬆。有時候我們在公園會看到有人在用背撞樹，或是敲撞器材、牆角等，這些其實都是自我肌筋膜放鬆的其中一種方式，然而筋膜放鬆需要了解一些操作原則，才能正確的放鬆，避免反效果！通常在操作自我肌筋膜放鬆會利用不同的小工具，如滾筒、按摩棒、按摩球等。

　　而筋膜放鬆強調幾個操作原則，可參考 p.24 的 SMaRT 自我肌筋膜放鬆技巧操作原則。在操作過程中需留意滾動的速度，重點採緩慢滾動，才能夠真正刺激到我們肌肉中的感覺受器之一 – 高爾基式（Golgi Tendon Organ, GTO），引起一連串身體放鬆機制，日常生活中也有這樣的例子，當我們手肘彎起，手掌上疊上一本書，當書一本一本「慢慢」疊上去時，肌肉會感覺到負擔越來越重，為了避免肌肉受傷，手會突然鬆掉，讓書本掉下，這就是我們剛剛提到的「緩慢」操作的意思；反之，若是操作速度過快，會刺激到另外一種感覺受器 – 肌梭（Muscle Spindle），導致肌肉反射性收縮變得緊繃，就像是膝跳反射一樣，當我們的膝蓋正下面快速的被敲擊，大腿會用力收縮使膝蓋突然用力伸直踢，所以為避免這樣的反射性收縮出現，應注意操作速度的快慢，才能夠有效的達到放鬆目的，而不是我們看到的隨便敲一敲或是隨便滾一滾那樣而已。本書中利用的按摩器材為按摩球，也可以利用網球來作代替，或藉由日常生活中容易取得的器材來做放鬆。

肌力訓練

　　本書介紹的每一種肌力訓練動作，皆標示了動作的重複次數，然而每一個人的肌肉量並不相同，書中所提到的次數皆是參考值。實際操作時，你應該做到肌肉有痠緊感，並且感到有點吃力，若 0 分是完全不費力，10 分是用盡全力也做不到，那麼以 5 - 6 分左右的吃力感較為適合，你可以依據自己操作的感覺來調整合適的次數，要有足夠的費力感，才能使得肌肉變的較強壯、耐力更好，動作過程中務必留意應慢速度進行，增加肌肉動作控制的能力。本書內容是以痠痛部位跟問題來區分，但有時候某個部位的不適，有可能是其他地方的問題導致症狀的出現，例如有時候手肘痛，卻可能是頸椎問題引起，若要辨別是否為這樣的問題時，可利用比較粗略的檢視方法，即當手肘有症狀出現時，注意頸部也同時有不舒服，或是頸部處在一個比較不好的姿勢下。人體本來就很複雜，除了照護單一部位的症狀外，也可以同時將周圍的關節一起做放鬆跟訓練！

肌能系貼紮

　　我們常在運動員身上看到紅色、藍色、黑色等不同顏色的運動彈性貼布，他們所用的即是肌能系貼紮（**Kinesio Taping Methods**）的專用貼布。此技術與貼布的發明者為加瀨建造博士，而現在市面上銷售的運動彈性貼布 — 肌貼，皆是仿效加瀨建造博士所發明的貼布技術。肌能系貼布不含任何藥性，主要是透過貼布的彈性與貼布膠面的紋路，在我們身上產生不同的力學效應，來達到肌肉放鬆、肌肉促進、消除腫脹、固定關節、引導正確動作模式等目的，也因為貼布沒有任何藥性且高透氣，能貼在身上的時間比一般痠痛貼布來的更久，以台灣的天氣通常可維持 36 - 48 小時，讓貼布可以持續作用在我們身上，但若有任何過敏現象，務必要立刻撕除。

如何透過四部曲解決長期**肌**痛點

伸展運動操作原則

　　本書所提到的靜態伸展活動，是民眾較常接觸到的伸展方式。透過簡單的動作來減少肌肉緊繃的感覺，同時也增加伸展部位的循環，改善痠痛感。

一、強度

肌肉在伸展時有輕微痠痛緊繃感，伸展結束不會有明顯的不適。

二、時間

每個伸展動作應持續 15 - 30 秒，並反覆執行 3 - 4 回。

三、注意事項

每個人的關節活動度及柔軟度不同，不用一定要做到最標準的角度。動作過程中務必留意應以慢速度進行，並搭配深呼吸。若出現頭暈、噁心嘔吐、冒冷汗等異常現象請停止動作。

SMaRT 自我肌筋膜放鬆技巧操作原則

　　SMaRT 指的是（Self Myofascia Release Technique），也就是自我肌筋膜放鬆技巧。透過簡單的器材，自己就可以幫自己做肌筋膜放鬆。本書使用的是按摩球，若是家中沒有按摩球，也可以用網球來代替。

一、強度

定義疼痛分數 0 - 10 分，0 分為完全不痛，10 分為痛到要昏倒程度（約為女性生產痛程度），施作自我肌筋膜放鬆動作時，以大約 3 - 4 分痠痛感或按壓感為宜，若感到麻痛、刺痛等異常疼痛感，須避免對此處按壓。

二、時間

建議為小範圍按壓（約 10 - 15 公分），每一處按壓時間 45 - 120 秒，若遇放鬆部位面積較大，建議分段按壓，重複進行 2 - 3 回合。

三、操作原則

1. 須以緩慢、垂直下壓，且持續的適當力道進行。

2. 避免按壓骨突處。

3. 出現痠痛、壓痛以外的感覺，應調整按壓位置。

四、注意事項

若出現以下狀況：過度疼痛、胸痛、頭暈、心悸、呼吸急促、全身無力、冒冷汗、噁心嘔吐、皮膚過敏紅腫等異常現象，請停止操作。

肌力訓練原則

本書中每一種肌力訓練動作，皆有說明動作的重複次數，但每一個人的肌肉量不一樣，書中所提到的次數則為參考值。

一、強度及時間

動作時，肌肉應有痠緊感（也就是肌肉有在出力的感覺），並且感到有點吃力。若 0 分是完全不費力，10 分是用盡全力也做不到，大概是 5-6 分左右的吃力感較為適合，你可以依據自己操作的感覺來調整合適的次數。

二、注意事項

動作過程中務必留意應慢速度進行，避免憋氣。若出現頭暈、噁心嘔吐、冒冷汗等異常現象請停止訓練。

肌能系貼紮操作原則

　　由加瀨建造博士發明的肌能系貼布不含任何藥性，主要是透過貼布的彈性與貼布膠面的紋路，在我們身上產生不同的力學效應，來達到肌肉放鬆、肌肉促進、消除腫脹、固定關節、引導正確動作模式等目的，也因為貼布沒有任何藥性且高透氣，能貼在身上的時間比一般痠痛貼布還來的更久。

一、形狀

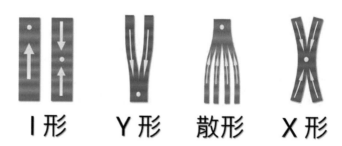

I 形　　　Y 形　　　散形　　　X 形

● 是貼布的起點

➡ 是貼布回縮的方向

二、尺寸

貼布的長短需依照治療部位的長度、面積等來決定，並且遵守「在什麼姿勢下貼，就在什麼姿勢下量」，才能剪裁出貼紮效果最好的長度。例如，相同的部位在自然擺位下貼紮，貼布可能需要五格的長度，但是在延展擺位下面貼紮，則可能需要六格貼布。

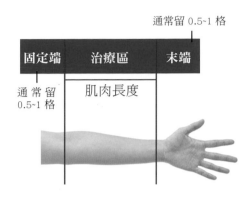

三、張力

貼布具彈性，可拉長。施予貼紮張力越大，貼布越長，定義貼布長度變化量為 0％ - 100％。貼布於背襯紙上時，已被輕微拉長原本長度的 10％，離開背襯紙後會自然回縮，回到原長。

自然張力：0％ - 50％以下
極大張力：50％ - 100％

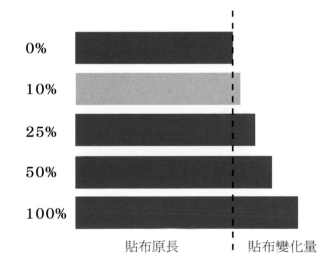

四、注意事項

避免貼在傷口或有惡性腫瘤的區域。貼紮前可使用酒精或清水擦拭皮膚，待皮膚乾燥後再將貼布貼上。若出現皮膚發紅、發癢的過敏狀況請撕除貼布。撕除貼布時，務必順著毛髮的方向將貼布緩慢撕下。

人體最常見的痠痛部位

　　本書將身體經常疼痛部位分為四大部位，你只需找出身體疼痛的部位後，對應人體圖示，翻到相對應的頁數閱讀。依身體各部位常見的不舒服症狀分類，分別列出疾病的簡介、檢測方式、家中可改善的活動，像是伸展運動、肌力訓練、肌能系貼紮等，建議你除了依照書中的內容四個方式來改善以外，仍要向醫療院所的醫師及治療師諮詢並接受專業治療！

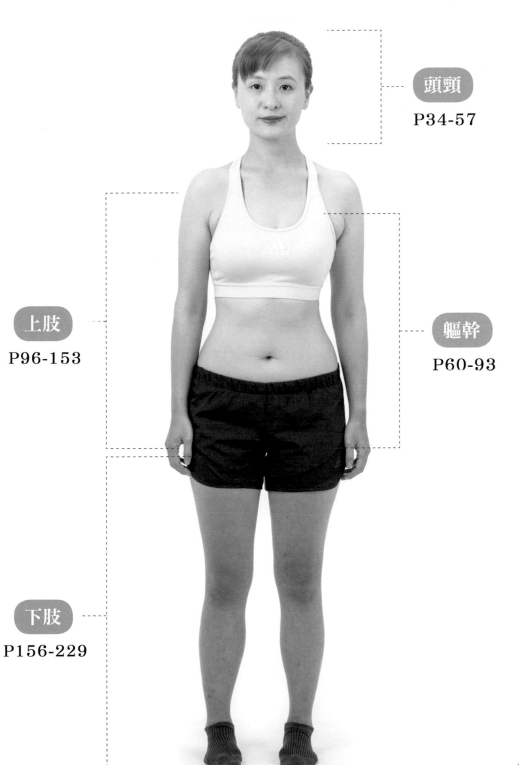

頭頸
P34-57

軀幹
P60-93

上肢
P96-153

下肢
P156-229

疼痛位置圖示

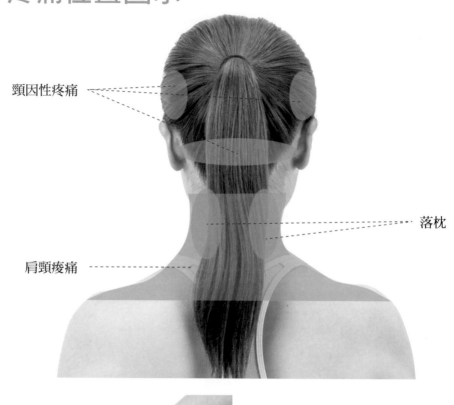

頸因性疼痛

落枕

肩頸痠痛

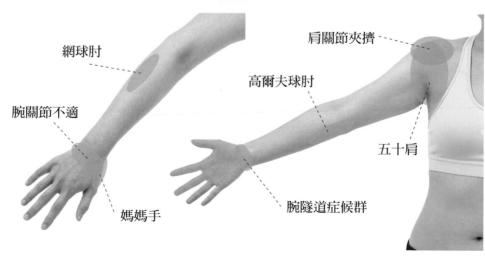

網球肘

肩關節夾擠

高爾夫球肘

腕關節不適

五十肩

媽媽手

腕隧道症候群

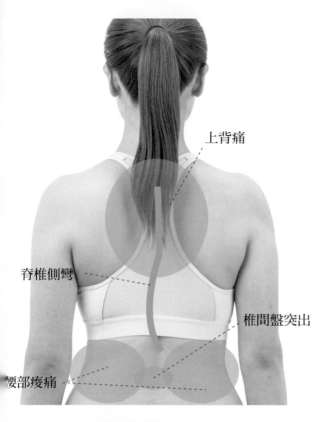

上背痛

脊椎側彎

椎間盤突出

要部痠痛

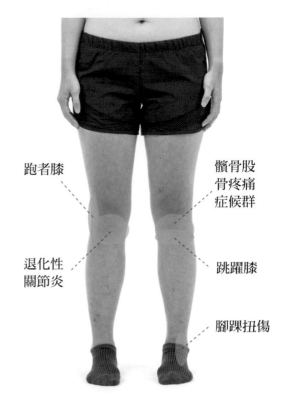

跑者膝

髖骨股骨疼痛症候群

退化性關節炎

跳躍膝

腳踝扭傷

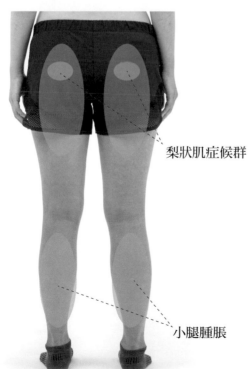

梨狀肌症候群

小腿腫脹

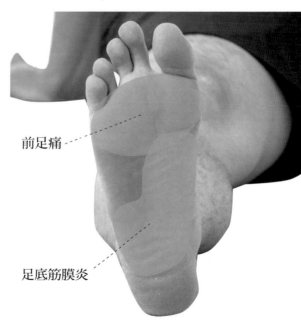

前足痛

足底筋膜炎

PART 1

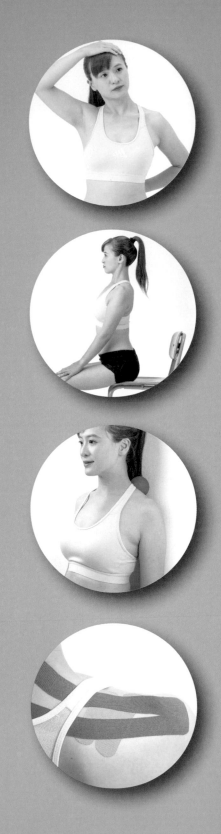

頭頸

頭頸痠痛一直都是現代人長期困擾的問題之一。當長期維持同一個姿勢用電腦，以及低頭玩手機，都會造成頭頸周圍的肌肉以及筋膜緊繃，導致會出現痠痛、頭疼的問題，因此有時頭疼並不是感冒或是生理上的原因造成，而是肌肉緊繃導致。

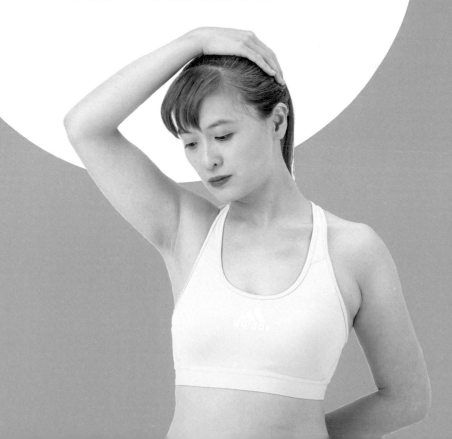

頭頸 /肩頸痠痛緊繃

> 日常生活中的壓力導致不由自主長期聳肩、姿勢不良，或是長期在不正確的姿勢下使用手機、電腦，都會造成頸部至肩膀的肌群過度緊繃，進而產生疼痛。可以透過簡單的檢測找出痠痛點或痠痛範圍，接著做些伸展動作來舒緩，或是使用按摩球進行筋膜放鬆，也可以透過肌力訓練來降低日後產生痠痛的機會，同時還可使用肌能系貼紮來進行自我保健。

在辦公室認真盯著螢幕、手指敲著鍵盤，不時還要動一下滑鼠，在做這些工作上的例行公事時，也許你，或是周遭的同事，其實是聳著肩膀在使用電腦的，或許在閱讀此書的你，此時此刻肩膀也是處在聳肩的狀態呢！

日常生活中的壓力會導致我們不由自主的長期聳肩，再加上經常在不正確的姿勢下使用電腦、低頭滑手機…等姿勢不良的行為，都會造成頸部至肩膀的肌肉群過度緊繃，進而產生疼痛。

由於肩頸的主要肌肉是一大片的肌群，按壓肩頸時，通常可以找到一個以上的壓痛點，這也是所謂的激痛點。肩頸肌肉緊繃除了會產生疼痛以外，也會導致關節活動度降低，更容易產生後續其他相關病症！

| 肩頸痠痛檢測 |

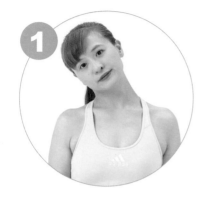

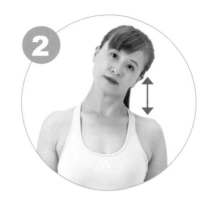

將頭側彎，耳朵往肩膀靠近，觀察是否哪一側與耳朵的距離較遠。

若左耳離肩膀較遠，則代表右側肌群比較緊繃。

伸展

當自我檢測完成，確認疼痛位置之後，可以使用伸展的方式來舒緩緊繃的肌群。伸展的部位有兩處：上斜方肌、提肩胛肌。

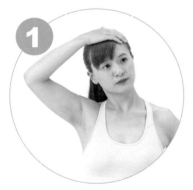

上斜方肌

面向前方，左手背在腰後，右手繞過頭上摸到耳朵上方的位置，輕輕將頭帶向右側肩膀的位置，儘可能做到最大的角度，伸展左側上斜方肌，每次維持 15 - 30 秒，另一側亦然。

提肩胛肌

頭轉向右側約 45 度的位置，左手背在腰後，右手繞過頭上摸到耳朵上方的位置，輕輕將頭帶向右側肩膀的位置，儘可能做到最大的角度，伸展左側提肩胛肌，每次維持 15 - 30 秒，另一側亦然。

按摩球

使用按摩球可以更針對肩頸局部緊繃點做按壓放鬆，舒緩伸展無法完全放鬆的激痛點。

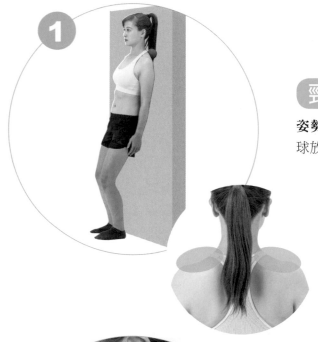

頸部肌群放鬆

姿勢：微半蹲身體靠在牆上，將球放在肩緊痠痛或緊繃處。

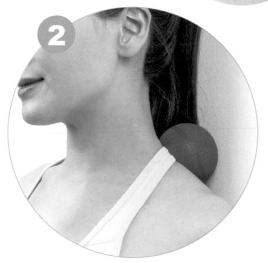

動作：將頭往對側歪頭延展肌肉，利用腳將身體重心左右轉移，小範圍滾動按摩球。

操作時間：一個點進行 45 - 120 秒，可分成幾個不同按壓點，進行 2 - 3 回。

肌力訓練

可透過肌力訓練的方式將肩頸部位的肌肉強化，讓頸椎維持在好的排列位置上，降低日後產生痠痛的機會，訓練活動如下：

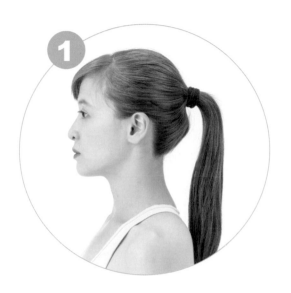

收下巴運動

姿勢：坐姿或站姿。

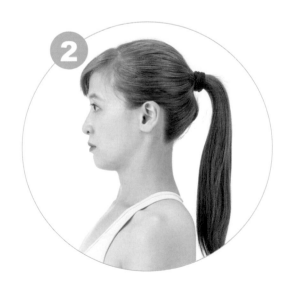

動作：視線維持平視，將下巴往內收微微擠出雙下巴，再放鬆。

操作時間：每一次維持 10 秒，重複 10 回合。

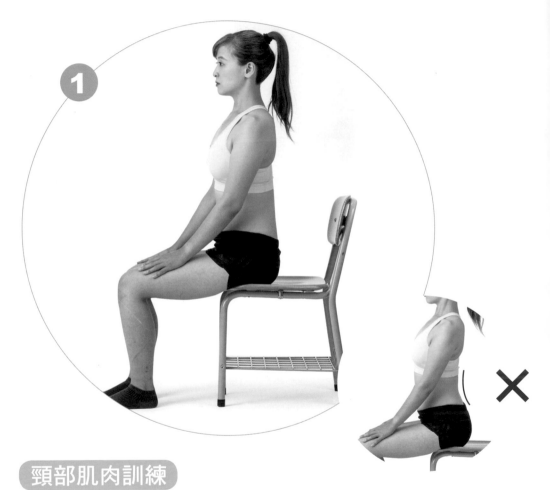

①

頸部肌肉訓練

姿勢：坐姿或站姿，維持收下巴、打開胸口。
避免將肚子往前凸，呈現腰往前凹翹屁股姿勢。

錯誤姿勢

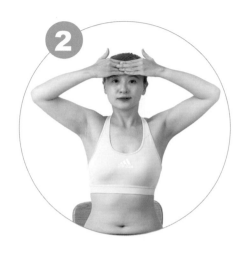

動作： 用手推頭部，給予頭部各方向適當阻力，約 3-4 分力氣。

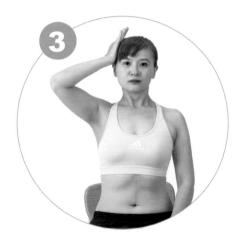

此時脖子肌肉要微微用力，維持頭部不要被推動。

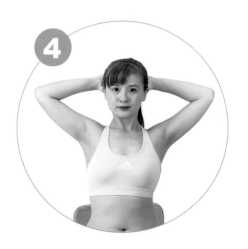

操作時間： 每一次維持 10 秒，可給予前後左右各方向阻力，進行 2 - 3 回。

貼紮

透過貼紮技術，彷彿治療師的雙手一直在您的身上，協助放鬆緊繃的肌群。建議貼紮的方式如下：

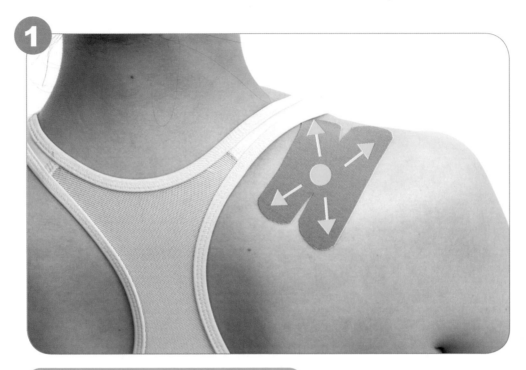

減緩疼痛與放鬆緊繃肌肉

目的： 首先針對按壓出現單點疼痛位置，進行貼紮，減緩疼痛（如藍色貼布）

貼布： X 形貼布、自然張力。

擺位： 延展擺位，將頭往對側方向側彎。

貼法： 將貼布正中間使用自然張力貼於最疼痛位置，貼布四個角順順往四方貼上，提拉此處皮下空間。

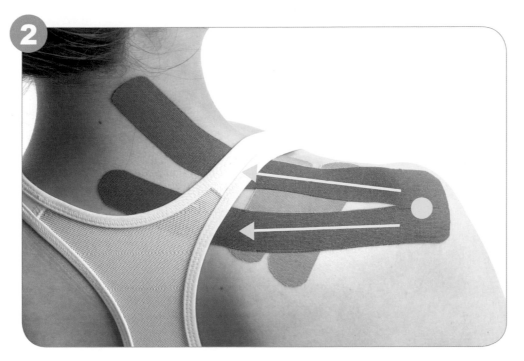

目的：再針對肩頸常見緊繃的部位 - 上斜方肌進行肌肉放鬆貼法（如粉紅色貼布）。

貼布：Y 形貼布，自然張力。

擺位：延展擺位，將頭往對側方向側彎。

貼法：將貼布固定端貼於肩峰，以自然張力一端貼至枕骨下方（約為髮際線下方），一端沿肩胛骨棘（也就是肩胛骨上一字形骨頭）貼上。

頭頸 /落枕

如果平時肌肉已處在較緊繃的狀態，再加上睡眠姿勢不佳、枕頭高度不適切等原因，便可能導致「落枕」的狀況產生。可以透過簡單的檢測找出痠痛點或痠痛範圍，接著做些伸展動作來舒緩，或是使用按摩球進行筋膜放鬆，也可以透過簡單的關節活動來讓卡住的關節鬆開，同時還可使用肌能系貼紮來進行自我保健。

在搭車過程打盹補個眠，醒來之後想看看窗外風景，卻發現脖子卡住了！又或是準備起床按掉鬧鐘的瞬間，發現脖子異常疼痛，甚至沒辦法轉動頭部！相信大家都曾有過這樣的經驗，就是所謂的「落枕」。

還記得約莫半年前，一位 28 歲的林小姐，因為一覺醒來感到脖子疼痛、無法將頭轉向左側，過了半天仍不見好轉而前來診所。經醫師及治療師評估並仔細詢問睡眠前的狀況，才發現原來林小姐睡前將枕頭疊高，身體半躺在上面，玩近期熱門的掌上型遊戲機玩到睡著，就這麼躺到天亮。

如果平時肌肉已處在較緊繃的狀態，再加上睡眠姿勢不佳、枕頭高度不適切等原因，便可能導致頸部軟組織拉傷，或是頸椎小面關節錯位，出現肌肉痠痛、無法轉動脖子的狀況。若是長期坐姿不良、精神壓力較大，也容易成為落枕的好發族群。

｜落枕痠痛檢測｜

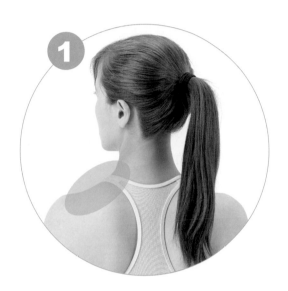

若疼痛在左側，將頭向左轉時會感到疼痛，則可能是左側的上斜方肌受傷。

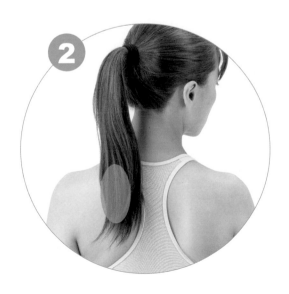

若疼痛在左側，將頭向右轉時會感到疼痛，則可能是左側的提肩胛肌受傷。

伸展

當自我檢測完成，確認落枕的肌肉是哪個部位，可以使用伸展的方式來舒緩緊繃的肌群，或是同側的肌群都一併伸展。伸展的部位有三處：上斜方肌、提肩胛肌、胸鎖乳突肌。

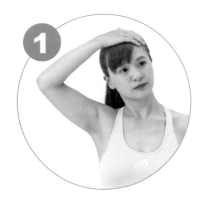

上斜方肌

面向前方，左手背在腰後，右手繞過頭上摸到耳朵上方的位置，輕輕將頭帶向右側肩膀的位置，儘可能做到最大的角度，伸展左側上斜方肌，每次維持 15 - 30 秒，另一側亦然。

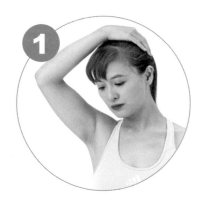

提肩胛肌

頭轉向右側約 45 度的位置，左手背在腰後，右手繞過頭上摸到耳朵上方的位置，輕輕將頭帶向右側肩膀的位置，儘可能做到最大的角度，伸展左側提肩胛肌，每次維持 15 - 30 秒，另一側亦然。

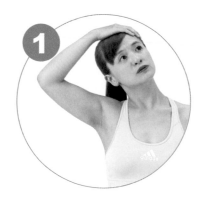

胸鎖乳突肌

除了伸展上斜方肌和提肩胛肌以外，還可以伸展胸鎖乳突肌。

左手背在腰後，右手繞過頭上摸到耳朵上方的位置，將頭向右側彎，儘可能做到最大的角度，頭再轉向左側，抬頭看向上方，伸展左側胸鎖乳突肌，每次維持 15 - 30 秒，另一側亦然。

按摩球

可使用按摩球，針對緊繃的肌群來進行自我肌筋膜放鬆技巧，在按壓的同時也可以些微鬆動卡住的頸椎關節。

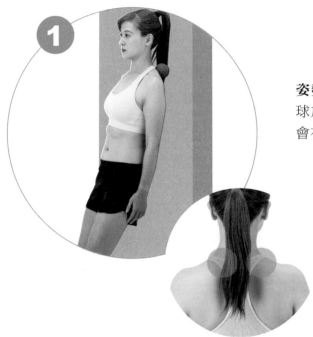

姿勢：微半蹲身體靠在牆上，將球放在肩頸痠痛或緊繃處，通常會在肩膀與脖子的轉折處。

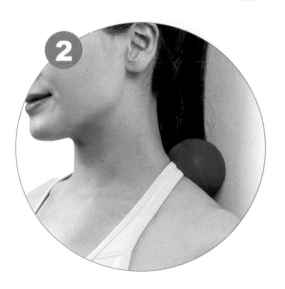

動作：將頭往對側歪頭延展肌肉，利用腳將身體重心左右轉移，小範圍滾動按摩球。

操作時間：一個點進行 45 - 120 秒，可分成幾個不同按壓點，進行 2 - 3 回。

關節活動

落枕時，也可用毛巾進行關節活動，讓卡住的關節鬆開，增加脖子轉頭的角度。

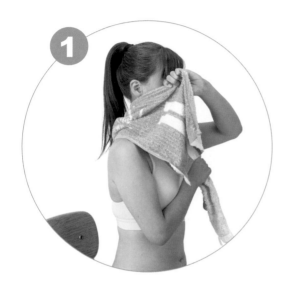

毛巾操

姿勢：收下巴，將毛巾邊緣拉緊抵在轉頭疼痛的頸椎節處，雙手抓握毛巾，疼痛側的手將毛巾一端朝眼睛方向拉緊，而另一手則向下拉固定好毛巾。

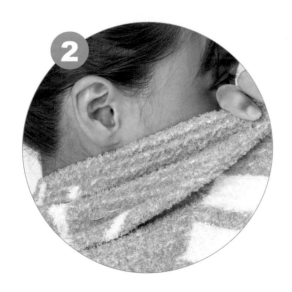

動作：頭慢慢轉向疼痛側，同時維持毛巾的緊繃度，並持續朝著眼睛方向跟著移動毛巾方向，頭轉到底後，再慢慢回正。例如左側頸椎關節卡住（往左轉頭左側疼痛），則將右側毛巾延著眼睛方向朝前上方拉緊後，維持穩定的拉力下緩慢往左轉頭再轉回。

操作時間：重複 6 - 8 次轉頭。可將剛剛操作頸椎節的上下各一節頸椎，也進行上述動作。

貼紮

透過貼紮技術，彷彿治療師的雙手一直在您的身上，協助放鬆緊繃的肌群。建議貼紮的方式如下：

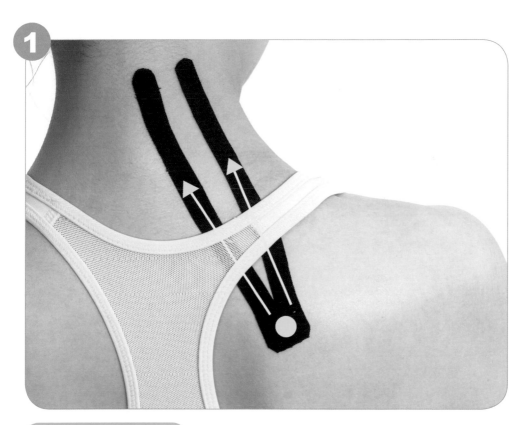

放鬆緊繃肌肉

目的： 先進行提肩胛肌（如黑色貼布）肌肉放鬆貼法，因這條肌肉的緊繃問題常是落枕發生的原因之一。

貼布： 1/2 寬，Y 形貼布，自然張力。

擺位： 延展擺位，將頭往對側斜下方側彎低頭。

貼法： 從肩胛骨內側，以自然張力貼至枕骨下方（約為髮際線下方）。

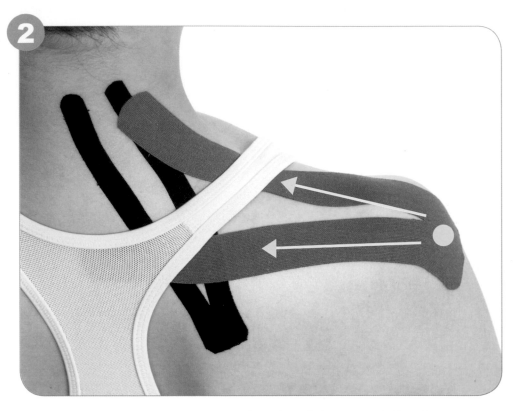

目的： 再進行斜方肌肉放鬆貼法（如粉紅色貼布），此肌肉的緊繃問題同是落枕發生的原因之一，因此落枕發生時，可同時貼上步驟一及步驟二的兩條貼布。

貼布： Y形貼布，自然張力。

擺位： 延展擺位，將頭往對側方向側彎。

貼法： 將貼布固定端貼於肩峰，以自然張力一端貼至枕骨下方（約為髮際線下方），一端沿肩胛骨棘（也就是肩胛骨上一字形骨頭）貼上。

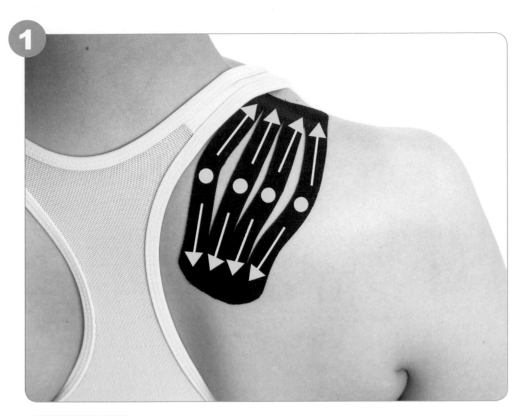

增加循環

目的：藉由貼布回縮提拉皮下空間，加速發炎物質代謝。

貼布：燈籠形貼布，自然張力。

擺位：延展擺位，將頭往對側方向側彎。

貼法：從中間一一將分支貼於最疼痛處，再以自然張力往兩側順貼，藉由貼布回縮提拉皮下空間，加速發炎物質代謝。

頭頸 /頸因性頭痛

> 頭痛的成因非常多，讀者可以先透過簡單的檢測來確認自己是否較符合頸因性頭痛的狀況，若是符合的話，則可以做些伸展動作來舒緩，或是使用按摩球進行筋膜放鬆，也可以透過肌力訓練來降低日後因肌肉緊繃而造成頭痛的機會，同時還可使用肌能系貼紮來進行自我保健。

頭痛是你我人生中必定都會擁有的一項經歷。痛起來不但無法集中精神，工作效率低落以外，情緒也會受到很大的影響，長期的頭痛更會明顯使得生活品質下降。

然而造成頭痛的成因非常多，可能是感冒引起的頭痛、一夜狂歡後的宿醉頭痛、偏頭痛、眼壓過高導致的頭疼…等，而在復健科診所，還有一群因頸因性頭痛而來就醫的患者。

頸因性頭痛的成因是姿勢不正確、肩頸肌肉過於緊繃所導致。疼痛可能從頸部開始，逐漸上傳至後腦勺、前額、眼窩。頸因性頭痛發作時的疼痛是單側的，不會左邊痛完換右邊，尚不至於到頭痛欲裂的程度，但嚴重時可能會產生噁心、嘔吐、視力模糊、畏光…等情況，而同時，頸部的活動度也會變差，而且可能會因為改變了頸部的動作而使疼痛加劇，有時甚至會伴隨肩頸痠痛和上臂疼痛。

頸因性頭痛檢測

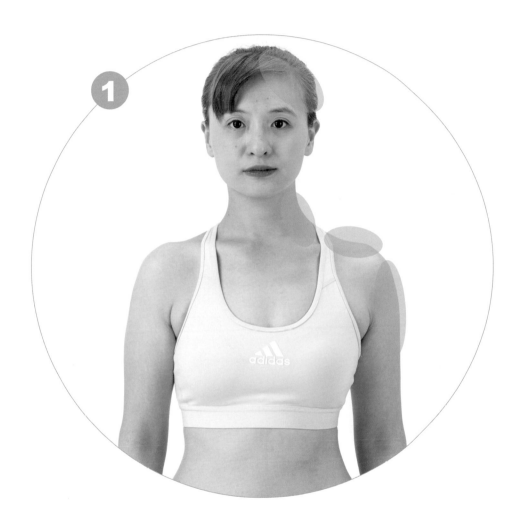

疼痛為單側無法換邊，頸部活動度變差，且會因頸部動作改變而更痛，可能伴隨肩頸痠痛、上臂疼痛。

伸展

當自我檢測完成，可以使用伸展的方式來舒緩緊繃的肌群，降低疼痛感。伸展的部位有三處：上斜方肌、提肩胛肌、豎脊肌群。

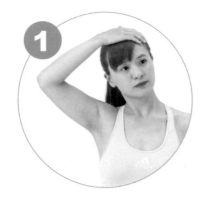

上斜方肌

面向前方，左手背在腰後，右手繞過頭上摸到耳朵上方的位置，輕輕將頭帶向右側肩膀的位置，儘可能做到最大的角度，伸展左側上斜方肌，每次維持 15 - 30 秒，另一側亦然。

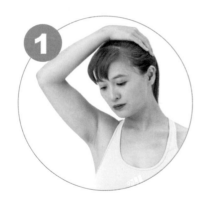

提肩胛肌

頭轉向右側約 45 度的位置，左手背在腰後，右手繞過頭上摸到耳朵上方的位置，輕輕將頭帶向右側肩膀的位置，儘可能做到最大的角度，伸展左側提肩胛肌，每次維持 15 - 30 秒，另一側亦然。

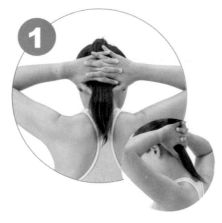

豎脊肌群

雙手抱頭，頸部向前彎曲，儘可能做到最大的角度。也可在後腦勺處將頭皮向上推動，伸展枕骨下肌群，每次維持 15 - 30 秒。

按摩球

同時也可使用按摩球，針對緊繃的肌群來進行自我肌筋膜放鬆技巧，舒緩緊繃頭頸部筋膜，增加循環與筋膜活動度。

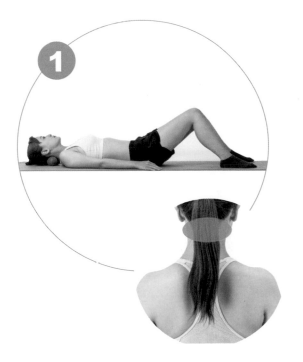

枕後肌群

姿勢：躺姿，將兩顆按摩球擺放在髮際線處。

動作：利用微微來回點頭動作，按壓按摩球，可從髮際線至頸椎兩側小肌肉，分段按壓放鬆。

操作時間：一個位置 45 - 120 秒，可分成幾段不同按壓位置，進行 2 - 3 回。

＊按摩球可能會因為毛髮關係會滑動，可用雙手稍微扶著按摩球固定位置。

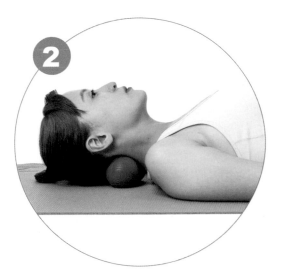

操作時間：一個位置 45 - 120 秒，可分成幾段不同按壓位置，進行 2 - 3 回。

＊按摩球可能會因為毛髮關係會滑動，可用雙手稍微扶著按摩球固定位置。

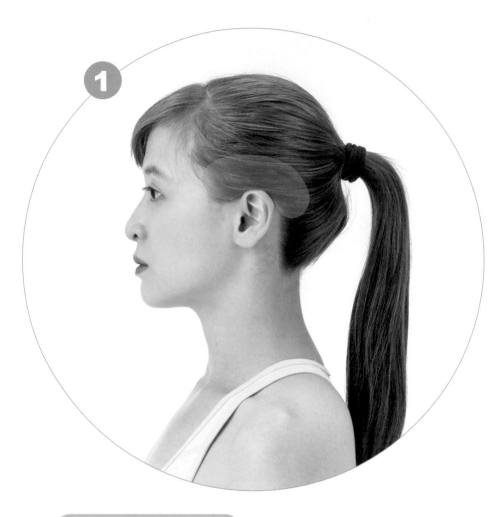

頭部肌肉與筋膜

姿勢：無特定姿勢。

動作：用掌心將球按壓在耳朵上方處，進行小範圍前後滾動，放鬆頭部小肌肉及筋膜。

操作時間：一個位置 45 - 120 秒，可分成幾處不同按壓位置，進行 2 - 3 回，左右兩側皆可進行。

肌力訓練

如想預防頸因性頭痛,可透過肌力訓練的方式激活頸部深層肌肉,使頸部能調整至良好的姿勢,降低肌肉緊繃造成頭痛的機會。

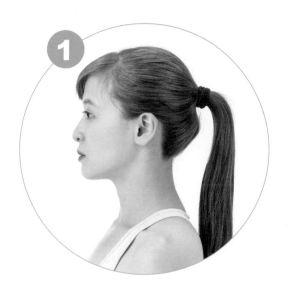

收下巴運動

姿勢:坐姿或站姿。

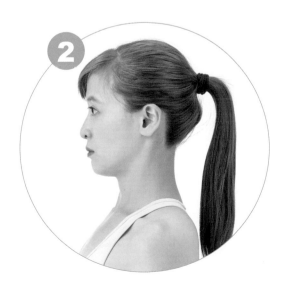

動作:視線維持平視,將下巴往內收微微擠出雙下巴,再放鬆。

操作時間:每一次維持 10 秒,重複 10 回合。

貼紮

透過貼紮技術，彷彿治療師的雙手一直在您的身上，協助放鬆緊繃的肌群、給予肌群支撐。建議貼紮的方式如下：

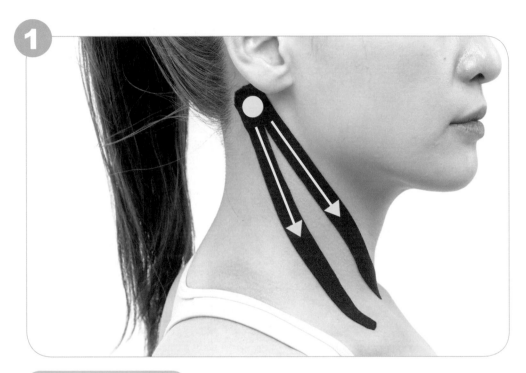

放鬆緊繃肌肉

目的：針對常引起頸因性頭痛的緊繃肌肉之一 - 胸鎖乳突肌進行肌肉放鬆貼法。

貼布：1/2 寬，Y 形貼布，自然張力。

擺位：延展擺位，將頭往對側斜後方仰頭。

貼法：起始於耳後，以自然張力往鎖骨內側端貼上。

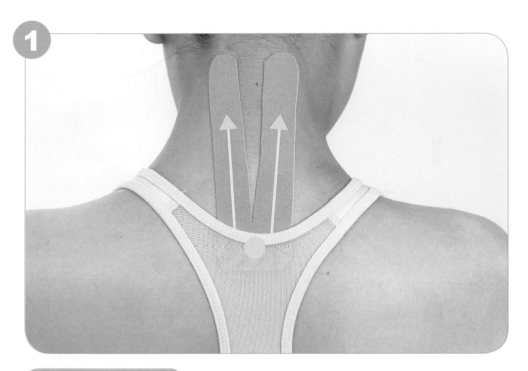

支持頸後肌群

目的： 利用貼布的回縮性，引導頸部肌肉維持頸部正中位置（不過於低頭或仰頭）。

貼布： Y 形貼布，自然張力。

擺位： 低頭到底。

貼法： 起始於頸椎脊椎骨（約為肩膀高度），以自然張力沿頸椎兩側貼至髮際線下方。

PART 2

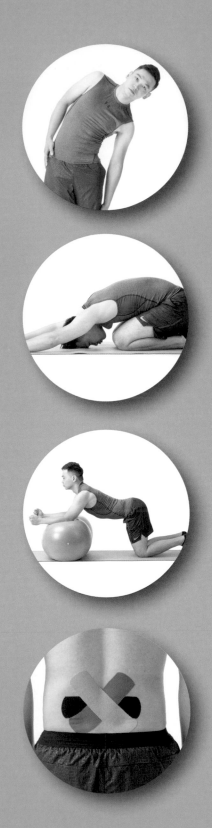

軀幹

人體軀幹部分包括上背、下背,以及脊椎、腰部等,然而脊椎主要是支撐我們的體態,當擁有不良的生活型態時,就會影響到我們的日常,此時就會讓肌肉以及筋膜緊繃,導致腰痠背痛,嚴重還會有脊椎側彎、椎間盤凸出,尤其是久坐的上班族。

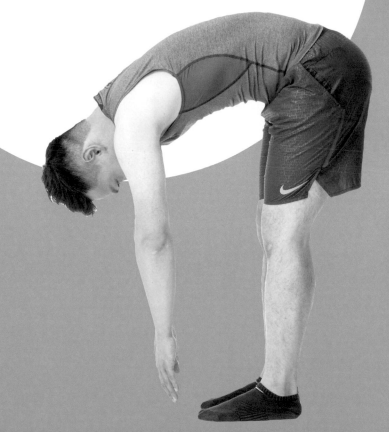

軀幹 / 上背痛

當上肢或背部肌群過度使用，導致肌肉緊繃，則可能發生上背痛的狀況。可以透過簡單的檢測找出痠痛點或痠痛範圍，接著做些伸展動作來舒緩，或是使用按摩球進行筋膜放鬆，也可以透過肌力訓練來降低日後產生痠痛的機會，同時還可使用肌能系貼紮來進行自我保健。

一位 70 歲的阿嬤，那日在評估時憂心忡忡的詢問：「治療師 - 我這個是不是膏肓痛？人家說病入膏肓，我是不是快要…」，嚇得治療師趕緊安慰阿嬤一番。原來阿嬤長年以來有駝背的不良習慣，又經常打掃家裡，才會發生上背痛的狀況。

上背痛疼痛的部位，是中醫的膏肓穴位處，因此我們俗稱「膏肓痛」，也可以稱為「上交叉症候群」。上背痛的成因可能是長期姿勢不良、駝背，也可能是日常生活壓力過大不自覺聳肩、上肢或背部過度使用所導致。經常發生在常做家事的人、久坐上班族、低頭族…等姿勢不佳的人身上。

除了膏肓處痠痛以外，有些較為嚴重的個案，甚至連呼吸時也會感到背部隨著呼吸起伏而更加疼痛。

┃上背部痠痛檢測┃

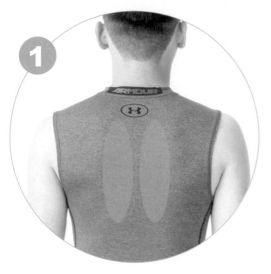

疼痛的位置在上背處，肩胛骨與脊椎之間的肌群。

伸展

當自我檢測完成，確認疼痛位置之後，可以使用伸展的方式來舒緩緊繃的肌群，通常上背部痛，很多都是胸前肌群過度緊繃，造成駝背姿勢，讓背部肌肉長時間處在被拉長姿勢下，因此此處伸展更強調延展胸前肌群，以及活動胸椎關節。

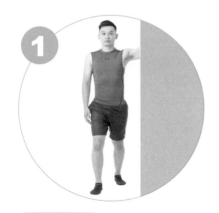

胸大肌

弓箭步右腳在前，將左手臂貼於牆面，手肘、肩關節皆呈 90 度直角，身體些微向右轉動，

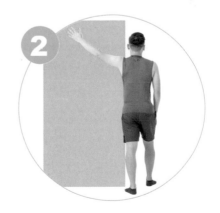

伸展左側胸大肌，儘可能做到最大的角度，每次維持 15 - 30 秒，另一側亦然。

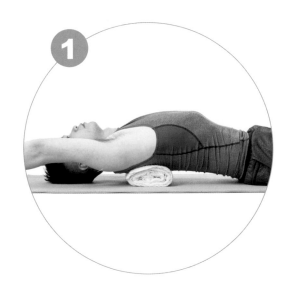

胸椎

躺姿，在胸椎下方墊上毛巾捲或高度適當的小靠枕，伸展胸椎，每次維持 15 - 30 秒，並搭配 5 - 10 次的深呼吸。

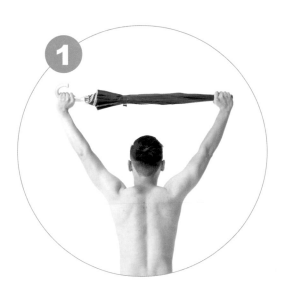

增加肩胛骨活動

雙手抓住長棍或家中的雨傘，將雨傘向上舉起至最高處，再緩慢放下，重複 10 至 15 次。

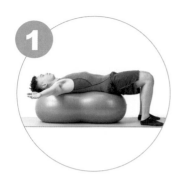

肩胛骨關節活動

若本體覺不佳，可以透過瑜珈球或彈力花生球來輔助，提供更多觸覺及本體覺刺激。將上半身躺在彈力花生球上，雙手向外打開。

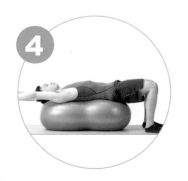

將雙手緩慢地向身體兩側靠近。

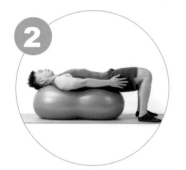

慢慢將雙手向上舉起，掌心相對。

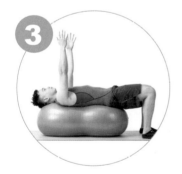

手舉至耳朵旁，再回到步驟 1。

按摩球

上背部肌肉較難伸展,所以上背部疼痛使用按摩球,更可以針對單點緊繃的肌群按壓,進行自我肌筋膜放鬆。另外除了伸展胸前肌群外,也可以透過按摩球按壓,放鬆更深層肌肉,減少駝背姿勢。

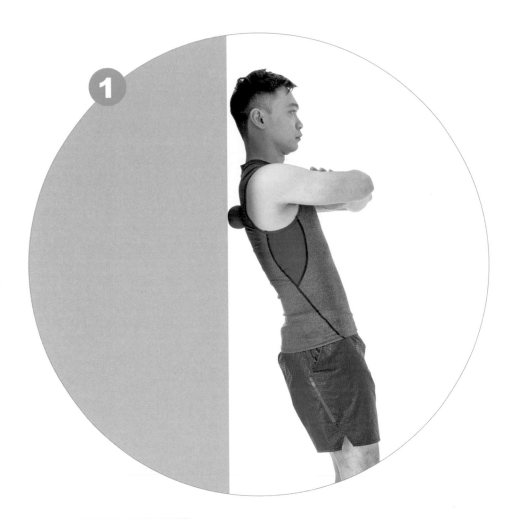

上背部肌群

姿勢:微半蹲身體靠在牆上,將球放在上背痠痛或緊繃處。

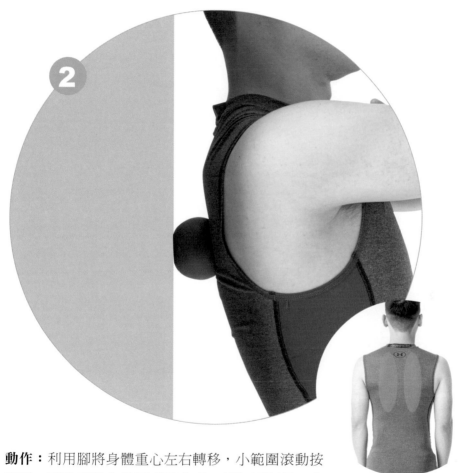

動作：利用腳將身體重心左右轉移，小範圍滾動按摩球，要注意避免按壓到骨突處，例如肩胛骨、脊椎骨中間等骨頭凸起處。

操作時間：一個點進行 45 - 120 秒，可分成幾個不同按壓點，進行 2 - 3 回。

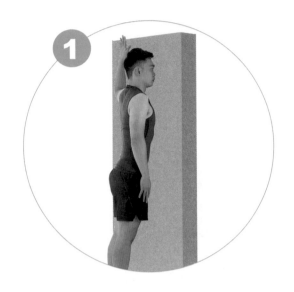

胸前肌群放鬆

姿勢：靠牆站姿，手成投降姿勢，將按摩球放在胸前與牆壁之間。

＊上背痠痛往往是不良駝背姿勢造成，常忽略了因胸前緊繃，使得身體難以維持在打開胸口挺胸的姿勢，所以當你上背痛時，應試著放鬆胸前肌群。

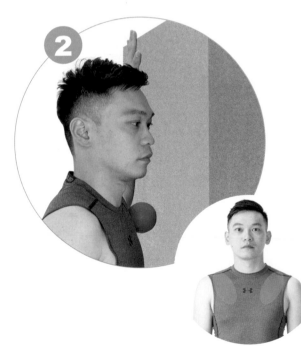

動作：利用身體重心左右或上下移動，帶動球滾動，可將胸肌分成幾個小部位進行小範圍按壓。

操作時間：一個點進行 45 - 120 秒，可分成幾個不同按壓點，進行 2 - 3 回。

肌力訓練

可透過肌力訓練的方式強化穩定軀幹姿勢的肌肉，降低日後產生痠痛的機會。針對背部的訓練活動有兩種：肩胛骨穩定運動、肩胛骨擠壓運動。

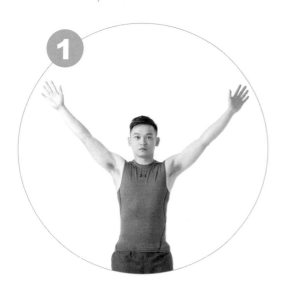

肩胛骨穩定

姿勢：站姿，上半身貼牆，腰與牆的距離約維持一個手掌的厚度，雙手成 V 字形高舉，手背 - 手肘 - 肩膀貼牆。

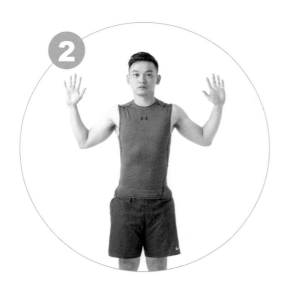

動作：雙手以投降姿勢，慢慢彎曲手肘向下拉，過程中須維持手背 - 手肘 - 肩膀貼牆，約降到手肘與肩膀為同一高度時，再慢慢伸回到一開始的 V 字形。

操作時間：來回 10 次，可以進行 2 - 3 回合。

＊動作過程中，要避免手向下彎曲時，腰與牆的距離變大，應維持腹部核心穩定，動作過程中腰與牆的距離不變。

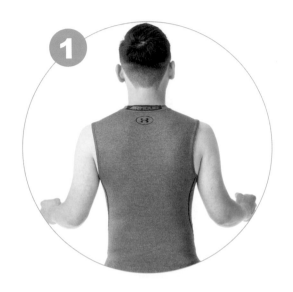

肩胛骨擠壓運動

姿勢：站姿或坐姿，手肘可微微彎曲在身體兩側。

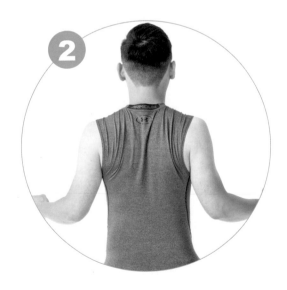

動作：將肩胛骨往身體中間夾緊，維持 10 秒鐘，再慢慢放掉，夾緊的過程中，要避免肚子跟著動作往前凸出，應盡量控制為肩胛骨動作，當肩胛骨向內擠壓時，胸口會微微地挺起。

操作時間：每次停留 10 秒鐘，來回 15 - 20 次，可進行 2 - 3 回合。

貼紮

透過貼紮技術，彷彿治療師的雙手一直在您的身上，協助放鬆緊繃的肌群，舒緩痠痛不適。建議貼紮的方式如下：

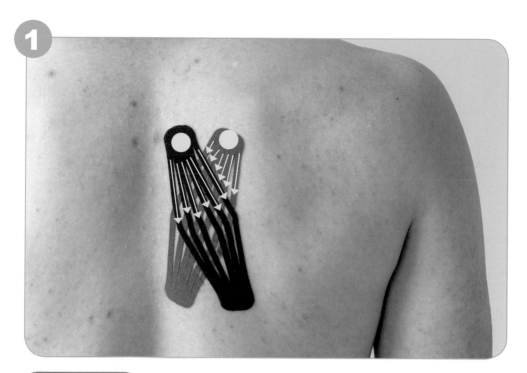

1

減緩疼痛

目的：增加皮下空間、促進循環。

貼布：1/2 寬，燈籠形指紋款貼布，不拉貼布張力。

擺位：延展擺位，駝背、低頭到底。

貼法：使用 EDF™. 貼紮技術，從上方不拉貼布張力貼於肩胛骨內側（膏肓處），兩條貼布交叉貼於疼痛位置處增加皮下空間、促進循環。

軀幹 / 腰部痠痛

久站久坐或是長時間維持同一姿勢之後,可能產生腰部痠痛的狀況。可以透過簡單的檢測找出痠痛點或痠痛範圍,接著做些伸展動作來舒緩,或是使用按摩球進行筋膜放鬆,也可以透過肌力訓練來降低日後產生痠痛的機會,同時還可使用肌能系貼紮來進行自我保健。

50 歲的許媽媽,總是揹著肩背包出門逛街,只要逛街時間過長,就會感到腰部痠痛不適,一定得找個地方坐下來休息才能繼續購物。當揹著肩背包的時候,腰部的某一側會過度出力,或是長時間維持相同姿勢,可能導致腰部肌肉變得緊繃甚至拉傷,這種不適的痠痛點可以明顯被觸摸到。

腰部痠痛是許多人共同擁有的困擾,可能發生在彎腰的一瞬間、為了吃到有名的料理而長時間排隊、久站久坐、持續抱著孩子,甚至出門逛街踏青一整天之後。

腰部痠痛檢測

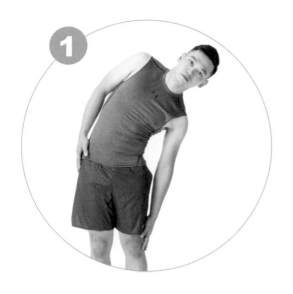

站姿，側彎軀幹，手指沿著大腿側邊向下摸。觀察兩手觸摸位置與地面的距離是否相同，

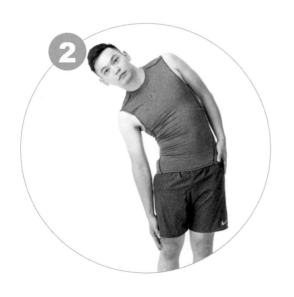

若某一側與地面的距離較多，則代表該側肌肉較緊繃。

伸展

當自我檢測完成，確認疼痛位置之後，可以使用伸展的方式來舒緩緊繃的肌群。
伸展的方式有四種：瑜珈嬰兒式、瑜珈貓式、變化-瑜珈貓式、腰部伸展活動。

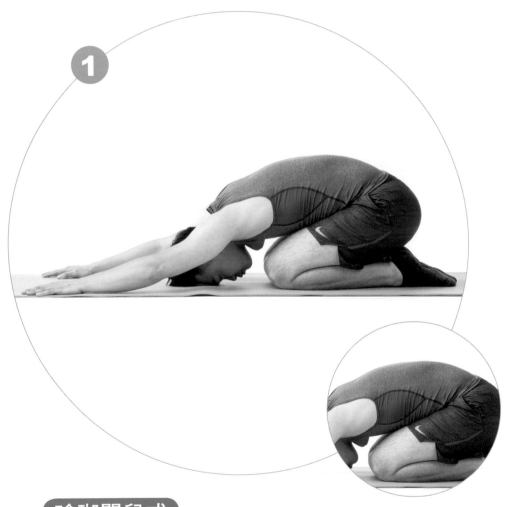

瑜珈嬰兒式

臀部坐在腳跟上，雙手平放地面，額頭放鬆貼地，延展腰椎，儘
可能做到最大的角度，搭配 5 - 10 次的深呼吸。

動作時，應感覺到腰部到尾椎連結處微微緊繃。

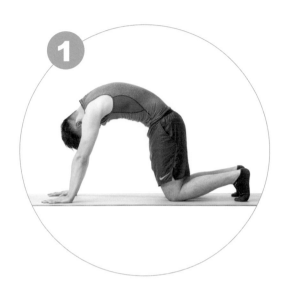

瑜珈貓式

趴姿，先吸氣，吐氣時將背部拱
起，接著深呼吸。

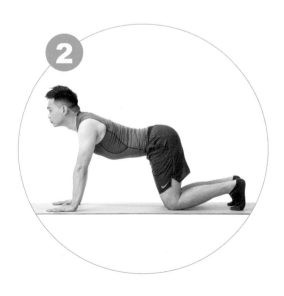

吐氣時頭慢慢抬起，同時將腰椎
下沉。

想像肚臍靠近地面，儘可能做到
最大的角度。

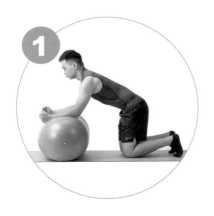

變化 瑜珈貓式

還可以透過瑜珈球或彈力花生球來輔助，給予身體更多的感覺回饋。身體呈現跪姿，膝蓋在髖關節下方，腳尖踮起，雙手前臂與肩同寬放在彈力花生球上。

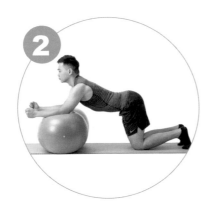

吸氣，將手臂下壓彈力花生球，頭向前抬起，腰椎下沉，想像肚臍靠近地面。

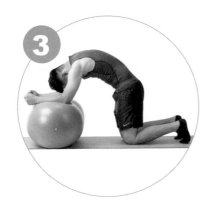

吐氣，將背部拱起，眼睛看向肚子。

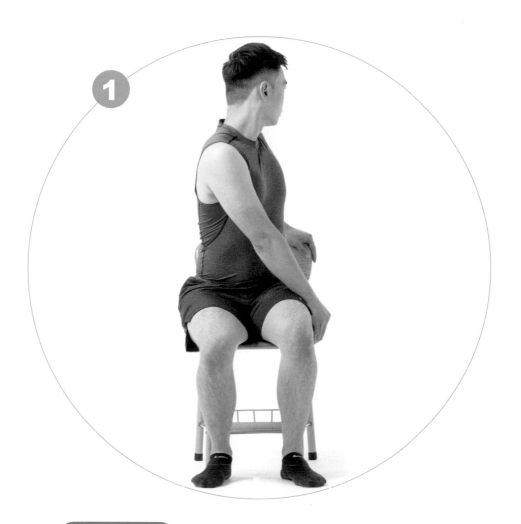

腰部伸展

坐姿，將左手臂平放在椅背，右手輕扶左側扶手或左側椅面，伸展右側腰部肌群，盡可能做到最大的角度，每次維持 15 - 30 秒，另一側亦然。

按摩球

伸展難以放鬆的激痛點，可使用按摩球，做局部加強，放鬆緊繃的腰部肌群。

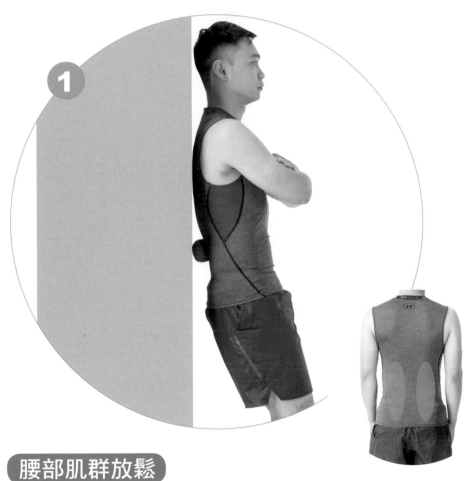

腰部肌群放鬆

姿勢： 站姿。

動作： 將球壓在腰部痠痛的肌肉位置及牆面之間，利用
膝蓋微微彎曲伸直，進行按摩球的滾動。

操作時間： 一個按壓點 45 - 120 秒，可按壓不同部位，
進行 2 - 3 回合。

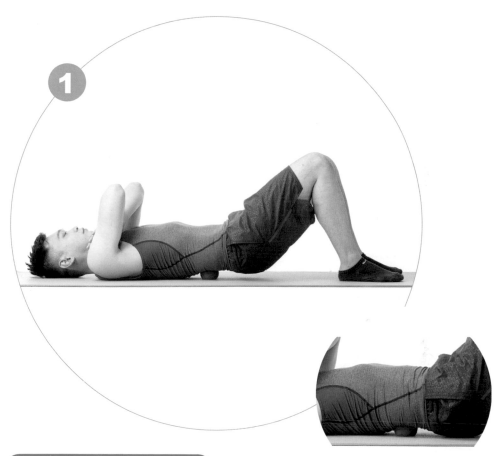

躺姿腰部肌群放鬆

姿勢：躺姿，雙膝彎曲。

動作：將球放在腰部痠痛的肌肉位置上，利用膝蓋的左右搖擺，來按壓按摩球。

操作時間：一個按壓點 45 - 120 秒，可按壓不同部位，進行 2 - 3 回合。

肌力訓練

可透過肌力訓練的方式強化軀幹穩定肌群，增加腰椎穩定度，降低日後產生痠痛的機會。訓練活動有兩種：腹部核心肌群訓練、橋式訓練。

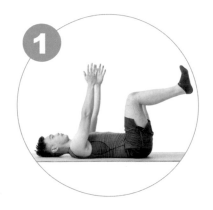

腹部核心肌群

姿勢：雙腳與肩同寬踩在牆面上，膝關節與髖關節維持 90 度彎曲，雙手放在肋骨兩側，腰部與地面距離約一個手掌厚度。

動作：吸氣時試著將肋骨向側後方撐開，吐氣時，穩定腰部，應維持腰部與地面的距離。若想增加強度，可將雙腳離開牆面，要注意的是膝關節與髖關節需維持 90 度彎曲。

操作時間：依每個人狀況而不同，數秒到數分鐘不等。

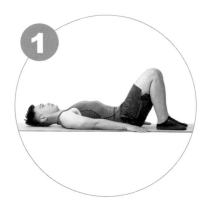

橋式訓練

姿勢：躺姿，雙膝彎曲。先將腰部壓平在床面上。

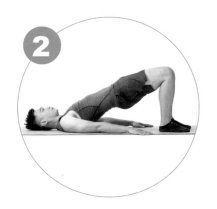

動作：慢慢將屁股向頭部方向捲起抬高，待屁股離開床面後，將腰椎一節一節從地面上捲起，依序是胸椎，直到膝蓋與肩膀成一直線。再依反方向，將脊椎一節一節慢慢捲回地面上。

操作時間：依每個人狀況而不同，數秒到數分鐘不等。過程中，動作越慢越順，表示控制能力越好。

貼紮

透過貼紮技術，彷彿治療師的雙手一直在您的身上，協助支撐腰部的肌群。建議貼紮的方式如下：

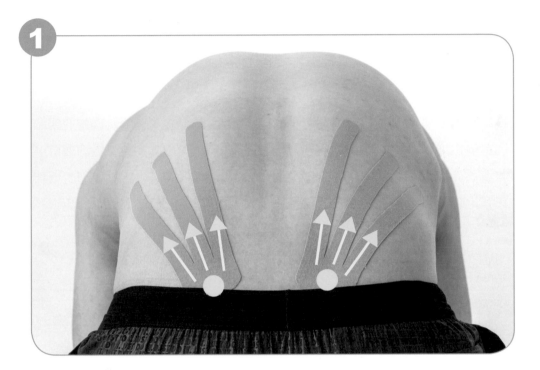

支撐腰部

目的：貼布回縮方向模擬雙手動作，持續給予腰部支撐。

貼布：三爪形，自然張力。

擺位：延展擺位，向前彎腰。

貼法：從後上髂骨棘（約於雙手叉腰後方大拇指處），以自然張力往上、外側貼至雙側肋骨下方，模擬雙手，持續給予腰部支撐。

＊護腰的迷思

是不是買護腰帶就好？若只是想要預防腰部活動過大，或是幫忙支撐腰部的話，應避免長時間穿戴，造成身體原有的核心肌群變得更無力喔！

軀幹 / 脊椎側彎

長時間的姿勢不正確、曾經受到外力撞擊,導致脊椎某一側的肌群過於緊繃,則可能出現脊椎側彎的狀況。可以透過簡單的檢測找出肌肉較緊繃的部位,接著做些伸展動作來舒緩,或是使用按摩球進行筋膜放鬆,也可以透過肌力訓練來強化軀幹肌群,同時還可使用肌能系貼紮來進行自我保健。

在一次的員工健康檢查中,27 歲的陳先生發現自己有輕微脊椎側彎的狀況。其實許多人也都是在某一次的檢查當中意外發現的。

人體的脊椎是由七節頸椎、十二節胸椎、五節腰椎和四節尾椎所構成。從人體側面來看,脊椎會呈現一個倒 S 曲線,若是從人體背面來看,則應該要呈一直線。

脊椎側彎可能是先天結構異常,也可能是後天導致。排除掉先天結構異常的問題,若是長時間姿勢不正確、曾經受到外力撞擊,導致脊椎某一側的肌群過度緊繃,長期下來逐漸影響脊椎排列角度,而造成脊椎側彎。大部分輕微脊椎側彎的患者,可以在日常生活中進行一些伸展、肌力強化的活動,避免角度愈來愈大。

┃亞當式前彎檢測┃

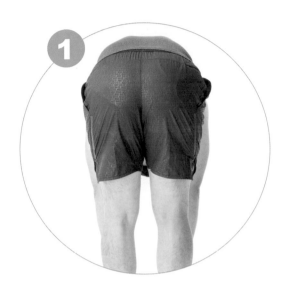

雙腳伸直,將身體向前彎曲,請他人觀察背部是否有哪側較為凸起。若有某側較凸,則可能有脊椎側彎。

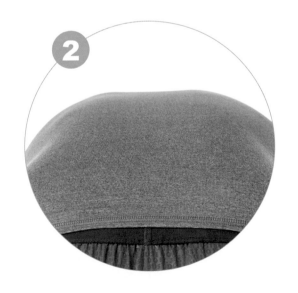

背部較為凸起那側的肌群通常較無力,而另一側肌群則較為緊繃,可針對緊繃側的肌群進行伸展運動。

伸展

當自我檢測完成，確認緊繃的位置之後，可以使用伸展的方式來舒緩緊繃的肌群。伸展的方式有兩種：腰部伸展 1、腰部伸展 2。

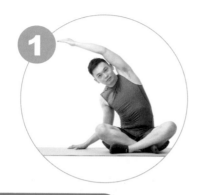

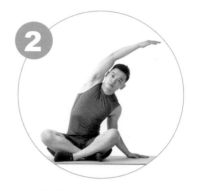

腰部伸展 1

盤腿坐姿，兩側骨盆接觸地面，右手向側邊扶著地面，將左手往右側伸展，右手肘可些微彎曲，延展左側腰部肌群。

儘可能做到最大的角度，每次維持 15 - 30 秒，另一側亦然。

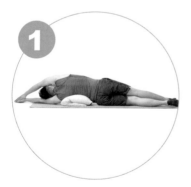

腰部伸展 2

側躺，於要延展的脊椎處放置毛巾卷或枕頭，雙腳前後交叉，雙手順勢向上伸直，搭配 5 - 10 次深呼吸。

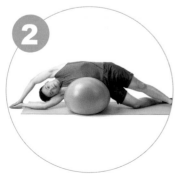

也可使用彈力花生球進行輔助，將花生球放置於腰側，雙腳前後交叉，雙手順勢向上伸直，搭配 5 - 10 次深呼吸，吸氣時胸廓擴張，吐氣時感受到身體稍微陷進球面，達到更多的延展。

按摩球

伸展難以放鬆的激痛點，可使用按摩球，做局部加強，放鬆緊繃的腰部肌群。

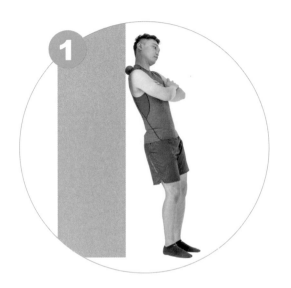

頸部肌群

姿勢：微半蹲身體靠在牆上，將球放在肩緊痠痛或緊繃處。

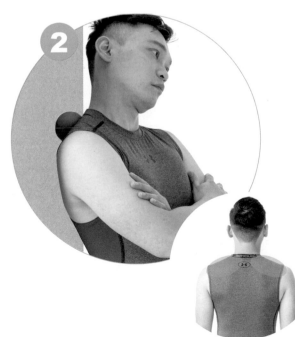

動作：將頭往對側歪頭延展肌肉。利用腳將身體重心左右轉移。

進行時間：小範圍滾動按摩球，一個點 45 - 120 秒，可分成幾個不同按壓點，進行 2 - 3 回。

＊每個人脊椎側彎方向弧度不同，可視痠痛緊繃位置進行按摩球的放鬆。

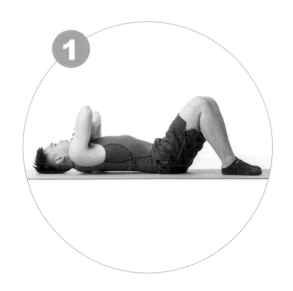

上背部

姿勢： 躺姿，將球放在上背痠痛或緊繃處（若躺姿按壓力道太大則可以改為站姿）。

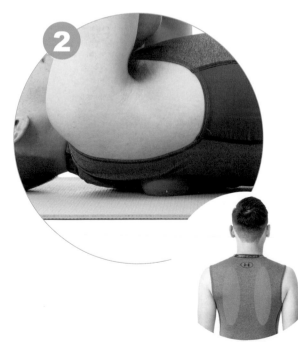

動作： 利用上半身左右翻動，按壓按摩球，要注意避免按壓到肩胛骨、脊椎骨中間等骨頭凸起處。

操作時間： 一個點進行 45 - 120 秒，可分成幾個不同按壓點，進行 2 - 3 回。

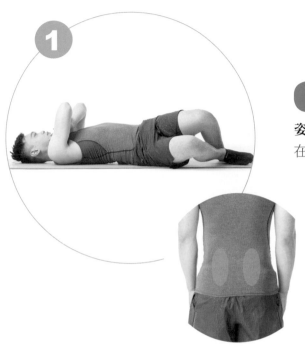

下背部

姿勢：躺姿，雙膝彎曲，將球放在腰部痠痛的肌肉位置上。

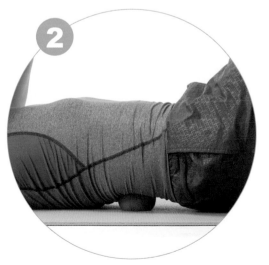

動作：利用膝蓋的左右搖擺，來按壓按摩球。

操作時間：一個按壓點 45 - 120 秒，可按壓不同部位，進行 2 - 3 回合。

肌力訓練

可透過肌力訓練的方式強化軀幹穩定肌群，增加脊椎穩定度，減少側彎角度變大的風險，也降低日後產生痠痛的機會。訓練活動如下，其中又有分為初階和進階。

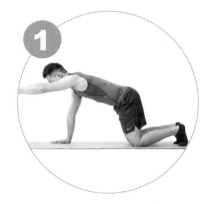

脊椎肌肉強化

姿勢：四足跪姿，雙手與肩同寬。

動作：手掌在肩膀下方，膝蓋與髖部同寬，膝蓋在髖關節正下方，大腿垂直地面，微微收緊腹部。

操作時間：每一次停留 10 秒鐘再換手，來回 10 次，可進行 2 - 3 回。

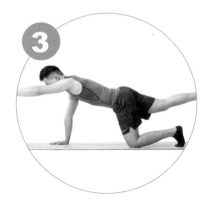

初階

姿勢：四足跪姿，雙手與肩同寬。

動作：一隻手或腳抬離地面，同時要維持身體的穩定性，避免身體歪斜或移動。

操作時間：每一次停留 10 秒鐘再換腳，來回 10 次，可進行 2 - 3 回。

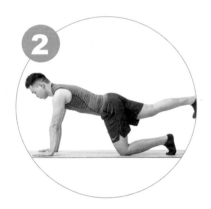

進階

姿勢：四足跪姿，雙手與肩同寬。

動作：同時抬起一隻手及對側腳，過程中不能有身體的歪斜或平移，可放一個枕頭或巧拼在背上，當身體歪斜移動時，物品會掉落，藉此提醒身體保持在一個穩定的平面上。

操作時間：每一次停留 10 秒鐘，來回 10 次，可進行 2 - 3 回。

貼紮

透過貼紮技術，彷彿治療師的雙手一直在您的身上，引導長期因脊椎側彎被拉長的肌群 (凸側)。建議貼紮的方式如下：

1

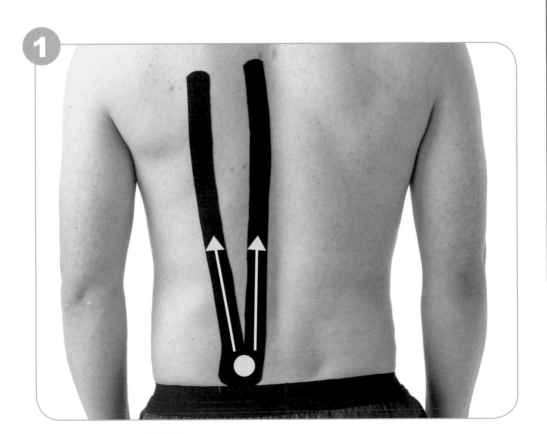

促進無力肌群

目的：促進及誘發因脊椎側彎所引起較無力的肌群收縮，通常為側彎的凸側。

貼布：Y 形貼布，自然張力。

擺位：延展擺位，向前彎腰。

貼法：自骨盆上緣貼上固定端，以自然張力沿脊椎旁緊繃肌肉（通常為側彎的凸處）貼至肋骨處。

軀幹 /椎間盤突出

當椎間盤壓迫到周遭神經時,會產生腰痛、下背痛、腿麻…等症狀。可以透過簡單的檢測確認痠痛的位置,接著做些伸展動作來舒緩,或是使用按摩球進行筋膜放鬆,也可透過肌力訓練來降低日後產生痠痛的機會,同時還可使用肌能系貼紮來進行自我保健。

40 歲的黃先生,工作是負責貨運配送,某一天要將一箱重物從地上搬起疊到推車上時,突然腰部一陣劇痛,休息一日後仍未見好轉,隔日便至復健科報到,經診斷後發現是椎間盤突出。

像黃先生這樣彎腰搬起重物,或是長時間姿勢不正確、體重過重、核心肌群無力…等情形,都容易造成椎間盤突出。

椎間盤位在兩個脊椎骨中間,像是一塊軟糖一樣,具有彈性,在脊椎做出動作的時候,具有緩衝的作用。當椎間盤位移、變形,甚至破裂時,壓迫到周遭的神經,便會產生腰痛、下背痛、腿麻、下肢無力等症狀。

▌椎間盤突出檢測▐

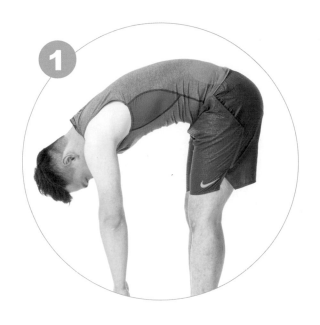

採站姿體前彎姿勢，當感到下背疼痛時、無法穩定的單腳站立，以及無法踮腳尖，都有可能是椎間盤突出。

伸展

當自我檢測完成，確認痠痛的位置之後，可以使用伸展的方式來舒緩緊繃的肌群。伸展的方式有一種：腰椎伸展。

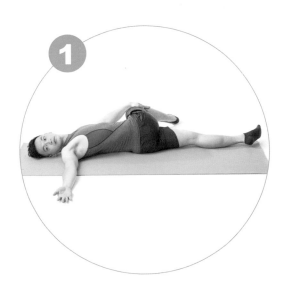

腰椎伸展

右手伸直，頭轉向右側，左手協助將大腿壓向地面，延展右側腰部，儘可能做到最大的角度，每次維持 15 - 30 秒，另一側亦然。

按摩球

同時也可使用按摩球，針對因椎間盤突出而緊繃的肌群，進行自我肌筋膜放鬆技巧。

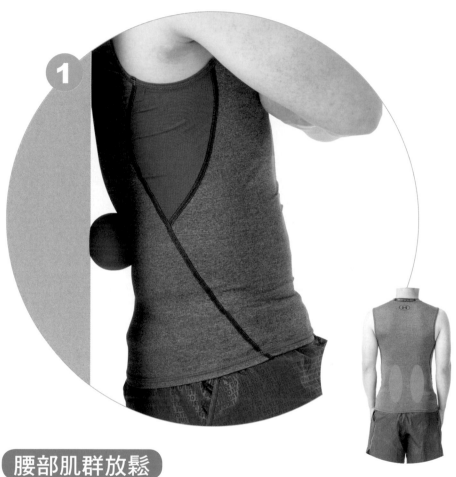

腰部肌群放鬆

姿勢：站姿，將球壓在腰部痠痛位置及牆面之間，

動作：膝蓋微彎進行按摩球的滾動。

操作時間：一個按壓點 45 - 120 秒，可按壓不同部位，
進行 2 - 3 回合。

肌力訓練

椎間盤突出後，周遭支撐的組織會受損，需同時強化脊椎穩定性，除了減少日後再次突出的機會，也可以減少產生痠痛的機會。訓練活動如下。若訓練過程中出現疼痛擴散或刺麻感，建議先回到椎間盤復位運動，待症狀消失後，再嘗試進行肌力訓練。

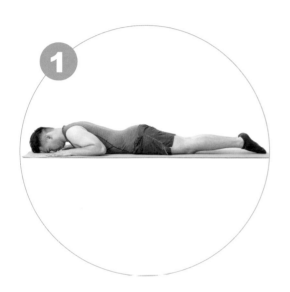

椎間盤復位運動

姿勢：趴姿。

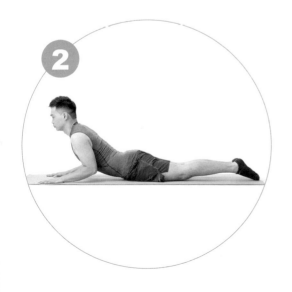

動作：雙手撐床，利用雙手力量將上半身慢慢挺起。過程中避免腰部肌肉過度出力幫忙。盡量維持腰部肌肉為放鬆狀態。

操作時間：維持 10 - 15 秒，再慢慢趴回床面上。來回 15 - 20 次，可進行 2 - 3 回合。

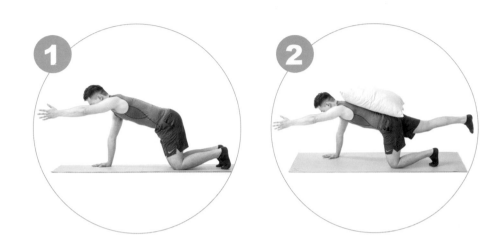

脊椎肌肉強化

姿勢：四足跪，雙手與肩同寬，且手掌在肩膀下方；膝蓋與髖部同寬，且膝蓋在髖關節正下方，亦即大腿垂直地面。

動作：微微收住腹部，想像自己穿一條較合身牛仔褲，要拉上拉鍊時，腹部微微收緊的動作。

操作時間：每一次停留 10 秒鐘，來回 10 次，可進行 2 - 3 回合。

初階

（圖一）一隻手或腳抬離地面，同時要維持身體的穩定性，避免身體歪斜或移動。

進階

（圖二）同時抬離一隻手及對側腳，過程中不能有身體的歪斜或平移，可放一個枕頭或巧拼在背上，當身體歪斜移動時，背上物品會掉落，藉此提醒身體保持在一個穩定的平面上

＊若在進行肌力訓練過程中，會引起原本不舒服症狀出現，甚至是疼痛範圍擴大，應停止此動作，可先進行椎間盤復位運動。

貼紮

透過貼紮技術，彷彿治療師的雙手一直在您的身上，協助穩定突出椎間盤附近的筋膜，以暫時減少椎間盤活動度。建議貼紮的方式如下：

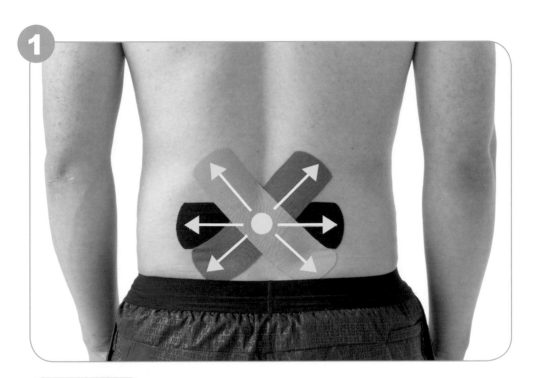

支撐腰部

目的：利用貼布極大張力對於皮膚所產生的向下壓的壓力，穩定椎間盤突出處的筋膜，減少該處的活動性，給予腰部支撐性。

貼布：I 形貼布，極大張力。

擺位：正中擺位，身體直立。

貼法：三條 I 形貼布以極大張力從貼布中央貼於腰部疼痛處，貼布兩側末端不拉張力貼上。

PART 3

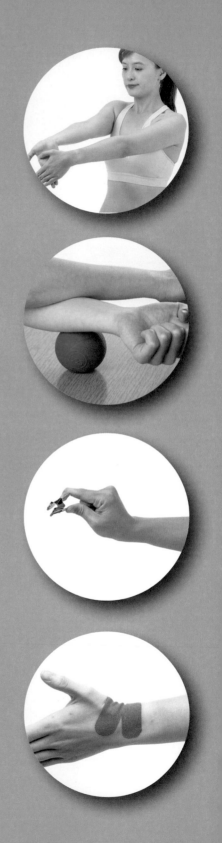

上肢

上肢痠痛最常見原因有媽媽手、五十肩、網球肘、以及肌筋膜疼痛症候群等，然而會發生這樣的原因可能是同一個姿勢維持太久導致，長期下來，不僅會讓筋膜以及肌肉受損，還會導致日常生活不便。

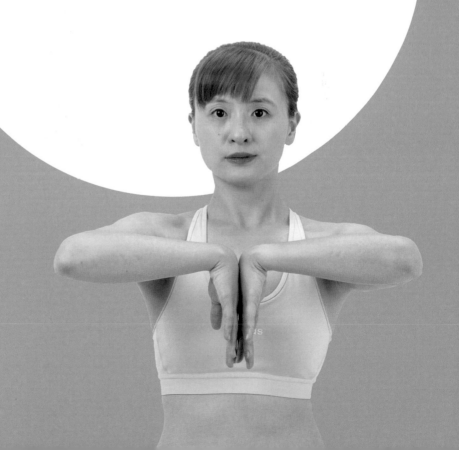

上肢 /肩關節夾擠症候群

經常將手臂高舉過肩，導致旋轉肌群或肩峰下滑液囊被夾擠而發炎產生疼痛。可以透過簡單的檢測找出痠痛點或痠痛範圍，接著做些伸展動作來舒緩，或是使用按摩球進行筋膜放鬆，也可以透過肌力訓練來降低日後產生痠痛的機會，同時還可使用肌能系貼紮來進行自我保健。

肩膀是全身關節當中，活動度最大的一個關節，也很容易在不知不覺當中讓他受傷。除了大家熟知的五十肩以外，還有一種造成肩膀疼痛的原因，便是肩關節夾擠症候群，又稱為「游泳肩」。

因為游泳選手會需要頻繁做出大角度的上肢動作，較容易得到肩關節夾擠症候群，因此俗稱「游泳肩」，但其實此症狀也會發生在經常需要將手臂高舉過肩的人身上。

當手往上舉高時，旋轉肌群或肩峰下滑液囊被夾擠、擠壓到而發炎產生疼痛。特別的是若肩膀不動時不會感到疼痛，但是當手自側邊抬高約 60 到 120 度時，肩膀則會產生疼痛。

肩關節痠痛檢測

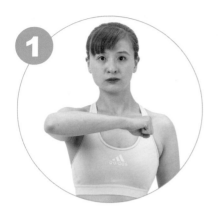

手往前伸直,手肘彎曲 90 度。

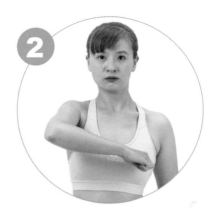

前臂向下旋轉,若肩膀會疼痛則可能是肩關節夾擠症候群。

伸展

當自我檢測完成,發現可能有肩關節夾擠狀況時,往往是因為胸小肌過於緊繃,使得在高舉過肩動作時,肩關節無法順暢的活動,可以使用伸展的方式緩解緊繃的胸前肌群。伸展的部位有一處:胸小肌。

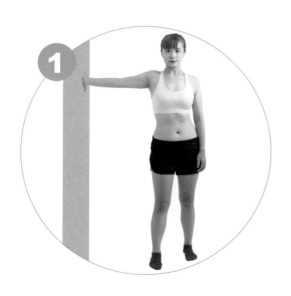

胸小肌

與牆面垂直站立,右手掌貼在牆上,將身體向左側旋轉,伸展右側胸小肌,儘可能做到最大的角度,每次維持 15 - 30 秒,另一側亦然。

按摩球

肩胛骨後側的旋轉肌群，較難以伸展方式延展，因此透過按摩球按壓，更可以有效放鬆此處肌群。同時也可使用按摩球，針對胸前緊繃的肌群做深層自我肌筋膜放鬆。

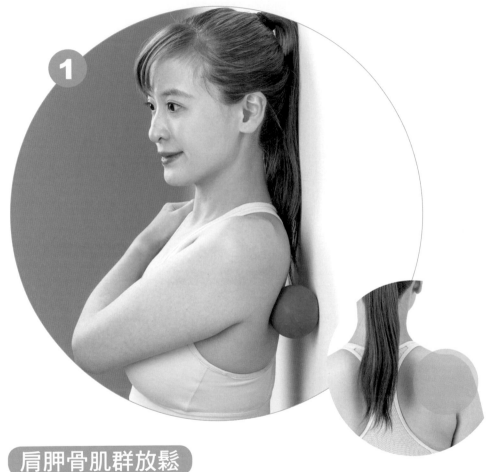

肩胛骨肌群放鬆

姿勢：靠牆，手搭對側肩膀，將按摩球放在肩胛骨與牆面之間。

動作：利用身體重心左右或上下移動，帶動球的滾動，可將覆蓋在肩胛骨上的肌肉分成幾個小部位進行按壓。

操作時間：一個按壓點 45 - 120 秒，可按壓不同部位進行 2 - 3 回合。

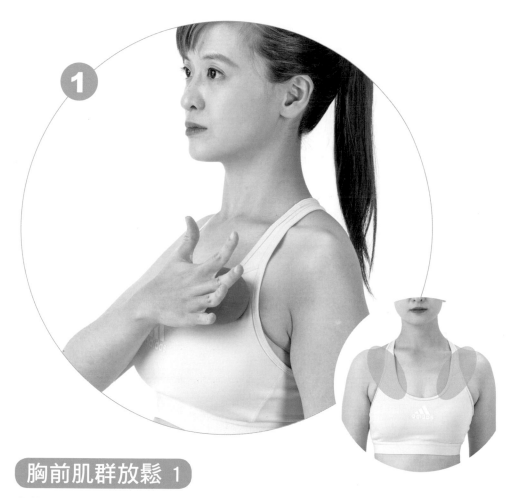

胸前肌群放鬆 1

姿勢：單手拿球，將球放在欲放鬆按壓側的胸前肌群。

動作：將球小範圍且緩慢的在胸前按壓處滾動。

操作時間：將胸肌分成幾個小部位進行小範圍按壓，一個點 45 - 120 秒，可分成不同按壓點，每次進行 2-3 回。

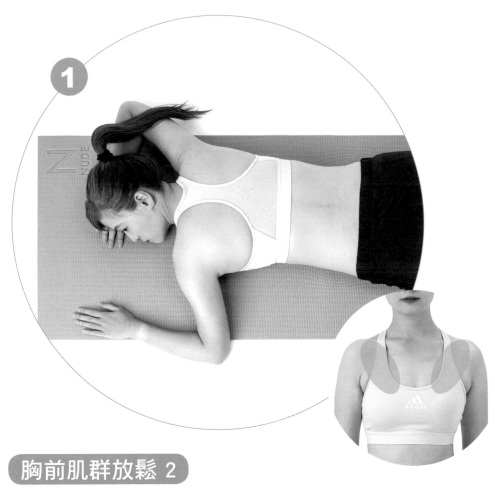

胸前肌群放鬆 2

姿勢：趴姿，按壓側的手成投降姿勢，將按摩球放在胸前與地面之間。

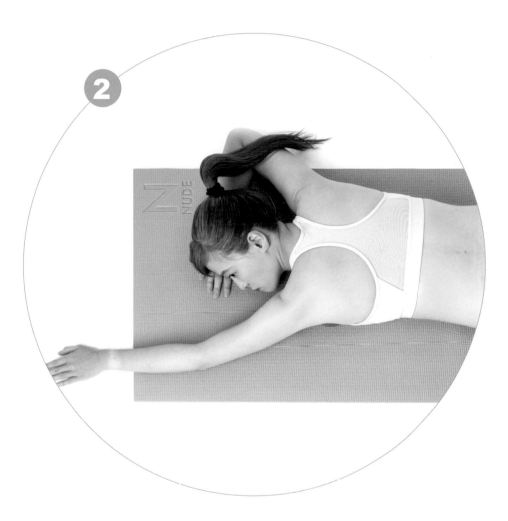

動作：利用手上下移動來帶動球的滾動。

操作時間：將胸前肌群分成幾個部位按壓。一個點 45 - 120 秒，可分成幾個不同按壓點，進行 2 - 3 回。

肌力訓練

可透過肌力訓練的方式活化肩胛骨穩定肌群，減少肩關節夾擠問題。訓練活動如下：

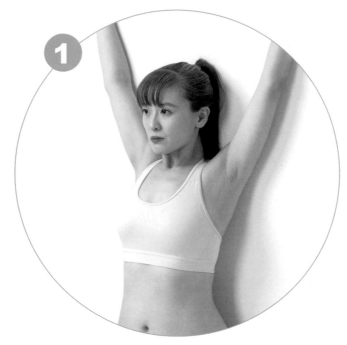

肩胛骨穩定運動

姿勢：站姿，上半身貼牆，腰與牆的距離約維持一個手掌的厚度，雙手成 V 字形高舉，手背 - 手肘 - 肩膀貼牆，雙手以投降姿勢。

正確
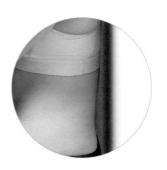

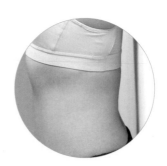
錯誤

＊動作過程中，要避免手向下彎曲時，腰與牆的距離變大，應維持腹部核心穩定，動作過程中腰與牆的距離不變，約為一個手掌厚度。

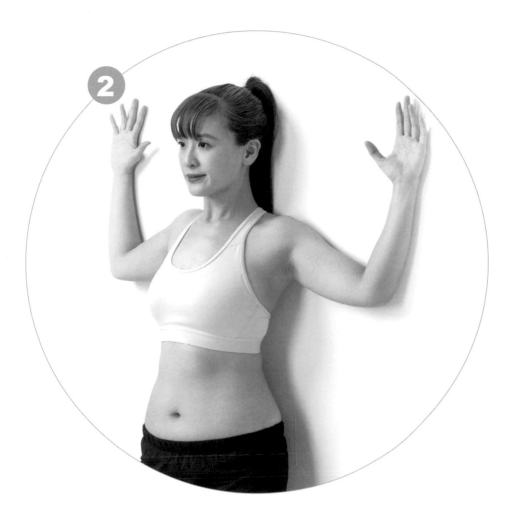

動作：慢慢彎曲手肘向下，過程中須維持手背 - 手肘 - 肩膀貼牆，手肘降至與肩膀為同一高度時，再慢慢回步驟 1。

操作時間：來回 10 次，可進行 2 - 3 回合。

貼紮

透過貼紮技術，彷彿治療師的雙手一直在您的身上，協助放鬆緊繃的肌群。建議貼紮的方式如下：

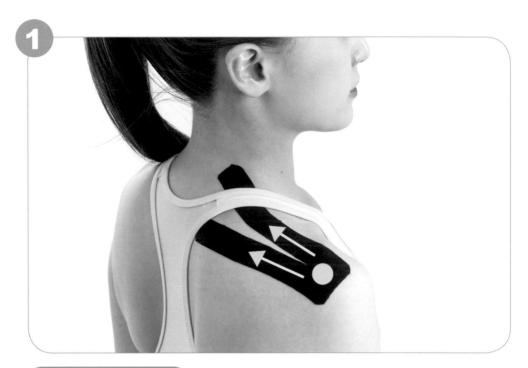

放鬆肩部肌肉

目的：首先進行放鬆棘上肌（如黑色貼布），此條肌肉常被關節夾擠到而產生疼痛緊繃。

貼布：Y 形貼布，自然張力。

擺位：延展擺位，將頭往對側方向側彎，同側手背在背後。

貼法：將貼布固定端貼於肩峰，以自然張力一端貼至肩頸轉折處，一端沿肩胛骨棘（也就是肩胛骨上一字形骨頭）貼上。

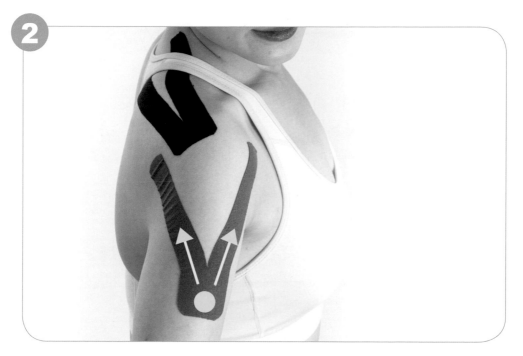

目的：再貼上三角肌放鬆貼布（如粉紅色貼布），減少手高舉過程中，因肌肉過度緊繃所引起的關節動作模式不佳，以及關節夾擠問題。

貼布：Y 形貼布，自然張力。

擺位：延展擺位。

貼法：將貼布固定手臂上三分之一處，手搭對側肩膀延展三角肌後側肌肉，一條分支以自然張力沿三角肌後側貼至肩胛；另一條分支貼布於手背背後延展擺位下，以自然張力沿三角肌前側貼至鎖骨外側。

上肢 /五十肩

五十肩又稱為冰凍肩，因為肩關節中的肌肉發炎、沾黏而導致。可以透過簡單的檢測找出痠痛點或痠痛範圍，接著做些伸展動作來舒緩，或是使用按摩球進行筋膜放鬆，也可以透過肌力訓練來降低日後產生痠痛的機會，同時還可使用肌能系貼紮來進行自我保健。

55 歲的劉媽媽深受五十肩所苦，除了手舉高便會感到疼痛以外，日常生活中的許多小事都無法完成，其中讓劉媽媽感受最深的兩件事情，一件是無法扣內衣鈕子，另一件事情是車子開進停車場時，無法伸手拿取停車代幣。

五十肩又稱為「冰凍肩」，容易發生的年紀約在 40 至 60 歲，其中又以女性居多。動與不動皆會感到疼痛。由於肩關節當中的肌肉產生發炎、沾黏的現象，導致肩關節活動受限，無法做到穿脫衣服、洗頭等日常生活活動。

患上五十肩的患者會經歷一個循環，剛開始時，會有一段發炎疼痛期，約持續九個月不等，隨著時間過去，接著進入冰凍期，疼痛感稍微下降，但是動作角度明顯受限，此時期可能持續九個月至一年多，最後進入解凍期，關節活動範圍逐漸變大，時程約為一年至兩年不等。

┃肩膀痠痛檢測┃

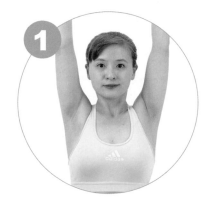

雙手向上舉高至耳朵旁。

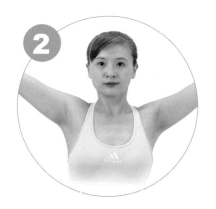

雙手向外打開至耳朵旁。

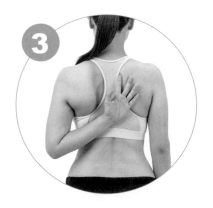

手背觸碰對側肩胛骨，若以上三個動作做起來會疼痛，則可能是五十肩。

伸展

當自我檢測完成，發現肩關節角度明顯受限，可以使用伸展方式來增加肩關節角度。伸展的活動及角度大小應依據疼痛的狀況來做調整。

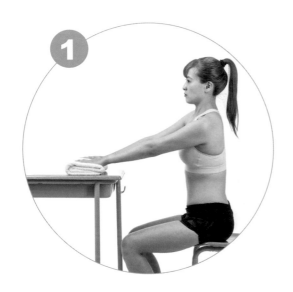

非常疼痛

坐姿，將桌面的毛巾向前推。

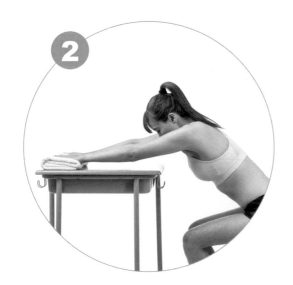

儘可能做到最大的角度，每次維持 15 - 30 秒。

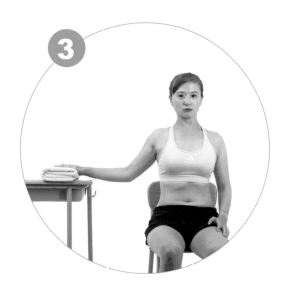

坐姿，與桌子呈 90 度，將桌面的毛巾向側邊推動。

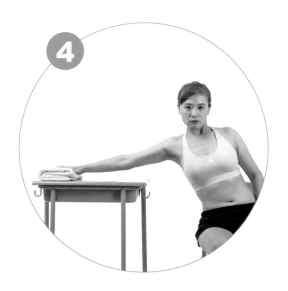

儘可能做到最大的角度，每次維持 15 - 30 秒。

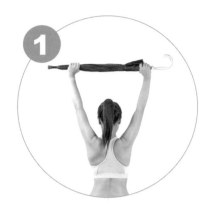

雙手將雨傘緩慢舉高，儘可能做到最大的角度，每次維持 15 - 30 秒。

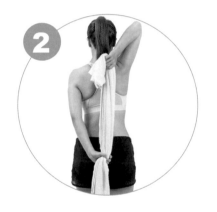

除了雨傘，還可以使用毛巾。雙手擺在身後抓住毛巾。

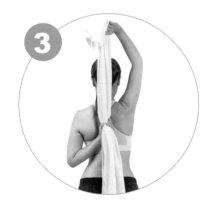

上下移動，每次維持 15 - 30 秒。

110

按摩球

同時也可使用按摩球，針對深層沾黏的關節囊做按壓，舒緩緊繃的肩關節囊。

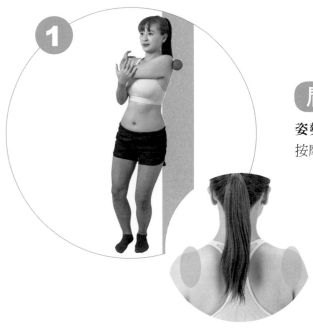

肩關節放鬆

姿勢：靠牆，手搭對側肩膀，將按摩球放在肩關節與牆面之間。

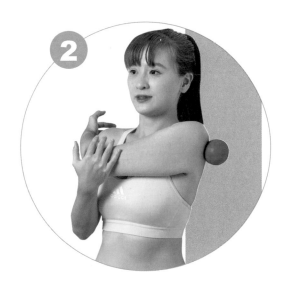

動作：利用身體重心帶球左右移動，將覆蓋在肩關節周圍後半圈的軟組織，分成幾個小部位進行按壓。

操作時間：一個點 45 - 120 秒，分成不同按壓點，進行 2-3 回。

＊有五十肩時，肩膀周圍肌肉會變得緊繃，使得肩胛骨活動度變差，此時會讓肩膀能抬高的角度更差，建議可以同時放鬆肩胛骨周圍肌肉，可參考肩關節夾擠症候群章節的放鬆動作。

111

肌力訓練

待肩膀可高舉過肩後,可進行下面肌力訓練的方式,強化肩關節穩定肌群,能同時減少因五十肩引起的夾擠問題,降低日後其他不適問題的產生。訓練活動如下:

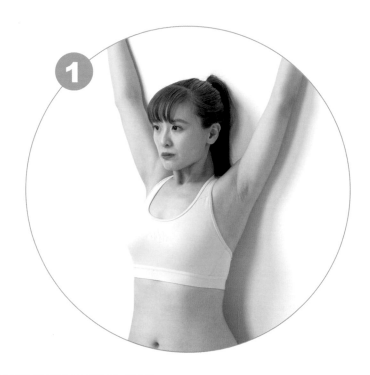

肩胛骨穩定運動

姿勢:站姿,上半身貼牆,腰與牆的距離約維持一個手掌的厚度,雙手成 V 字形高舉,手背 - 手肘 - 肩膀貼牆,雙手以投降姿勢。

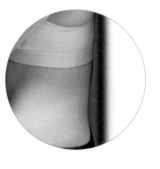

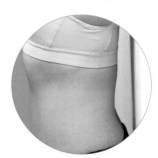

正確   錯誤

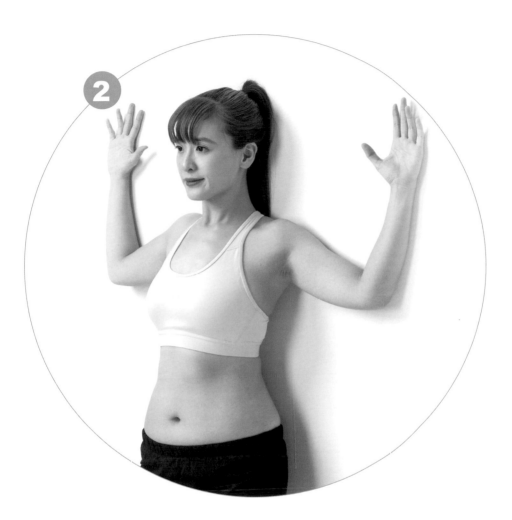

動作：慢慢彎曲手肘向下，過程中須維持手背 - 手肘 - 肩膀貼牆，手肘降至與肩膀為同一高度時，再慢慢回步驟 1。

操作時間：來回 10 次，可進行 2 - 3 回合。

＊在進行動作過程中，要避免手向下彎曲時，腰與牆的距離變大，應維持腹部核心穩定，動作過程中腰與牆的距離不變，約為一個手掌厚度。

貼紮

透過貼紮技術，彷彿治療師的雙手一直在您的身上，協助放鬆緊繃的肌群。建議貼紮的方式如下：

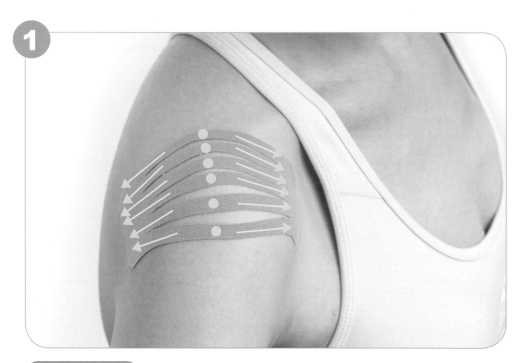

減緩疼痛

目的：增加皮下空間、促進循環，重疊貼紮更能有效提拉皮下空間（如藍色及粉紅色貼布）。

貼布：燈籠形貼布，自然張力。

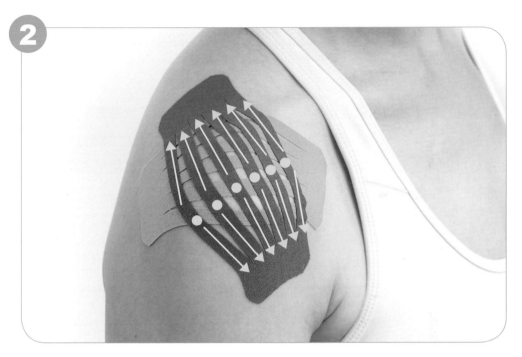

擺位：延展擺位。

貼法：貼布從中間一一將分支貼於最疼痛處，再以自然張力往兩側順貼，第二條貼布交叉以同樣方式貼上，增加皮下空間、促進循環。

上肢 / 高爾夫球肘

當手腕屈肌、旋前肌過度使用，導致手肘內側痠痛，可以透過簡單的檢測找出痠痛點或痠痛範圍，接著做些伸展動作來舒緩，或是使用按摩球進行筋膜放鬆，也可以透過肌力訓練來降低日後產生痠痛的機會，同時還可使用肌能系貼紮來進行自我保健。

32 歲的黃先生是一位工程師，因為手肘內側疼痛而就醫，被診斷為高爾夫球肘，從來不打高爾夫球的他，一直對於自己為什麼會得到高爾夫球肘感到很困惑。

高爾夫球肘的學名是「肱骨內上髁炎」，在肱骨內上髁上，有負責做出手腕彎曲動作的屈腕肌，以及負責做出手心朝下動作的旋前肌附著在上面。

由於手腕屈肌、旋前肌過度使用，導致肌肉發炎、手肘內側疼痛，當手腕用力彎曲及握拳時，會感到疼痛加劇。除了容易發生在高爾夫球愛好者身上，長期需要重複使用手腕的族群也容易發生，例如：工程師、家庭主婦、木工師傅…等。

高爾夫球肘檢測

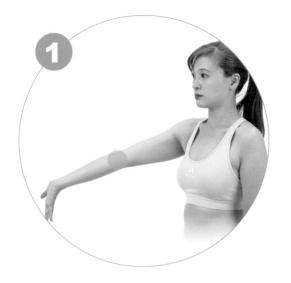

1

手臂向上轉、掌心朝上，手掌張開，將手腕向下壓，並將手肘伸直，若手肘內側感動明顯疼痛，則可能是高爾夫球肘。

伸展

當自我檢測完成，確認痠痛的位置之後，可以使用伸展的方式來舒緩緊繃的肌群。伸展的部位為前臂肌群（伸腕肌群、屈腕肌群）。

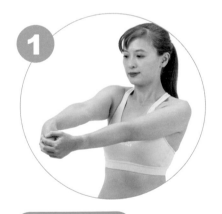

1

前臂肌群

右手伸直手心朝下，左手將手掌向下壓，伸展右側伸腕肌群，儘可能做到最大的角度，每次維持15 - 30秒，另一側亦然。

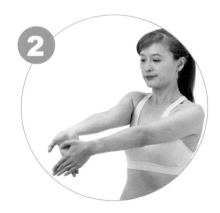

2

右手伸直手心朝上，左手將手掌向下壓，伸展右側屈腕肌群，儘可能做到最大的角度，每次維持15 - 30秒，另一側亦然。

按摩球

同時也可使用按摩球，針對緊繃的肌群來進行自我肌筋膜放鬆技巧。

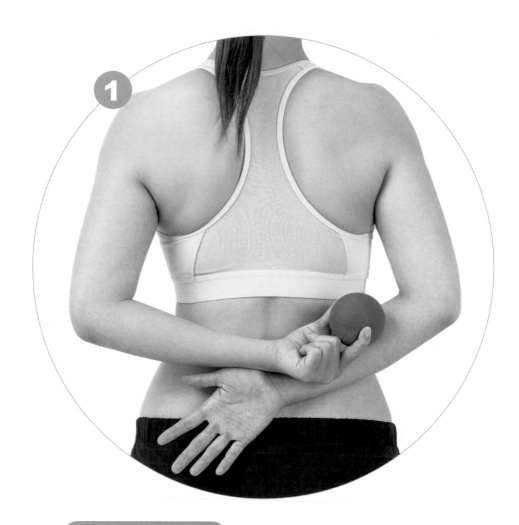

前臂肌群放鬆

姿勢：身體站姿靠牆，手向後稍息背在後側，將球放在前手臂內側與牆壁之間。

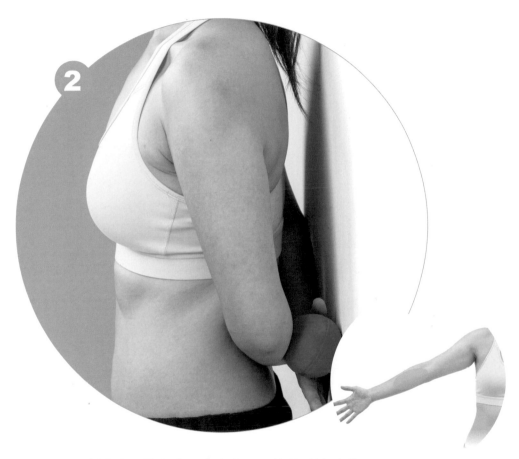

動作：利用身體重心帶動球左右滾動，可將前手臂分段
進行小範圍按壓。

操作時間：一個點 45 - 120 秒，可分成幾個不同按壓點，
進行 2 - 3 回。

肌力訓練

可透過肌力訓練的方式將手臂的肌肉強化，降低日後產生痠痛的機會。訓練活動如下：

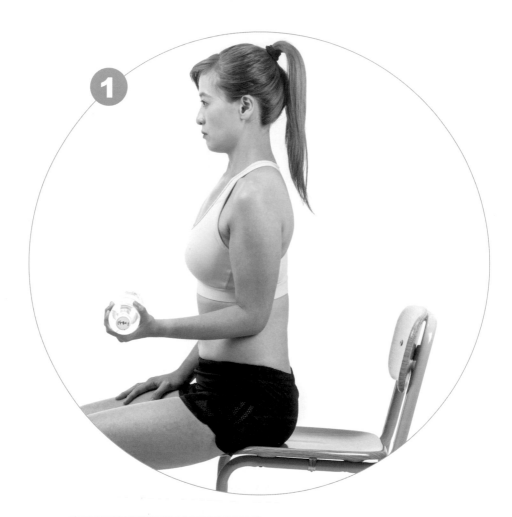

前臂肌群強化運動

姿勢：掌心朝上握住裝滿水的寶特瓶，手肘彎曲 90 度。

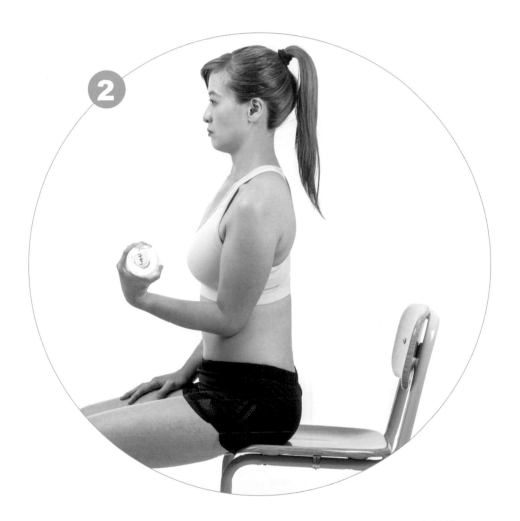

動作：用手腕力量將寶特瓶慢慢上舉，再慢慢放下，過程中保持動作順暢。每次進行 15 - 20 下，2 - 3 回。

*建議可以搭配肩關節夾擠症後群章節提到的肩胛骨穩定運動，在肩胛骨更穩定的情況下，較不容易再次發生高爾夫球肘喔！

貼紮

透過貼紮技術，彷彿治療師的雙手一直在您的身上，協助放鬆緊繃的肌群。建議貼紮的方式如下：

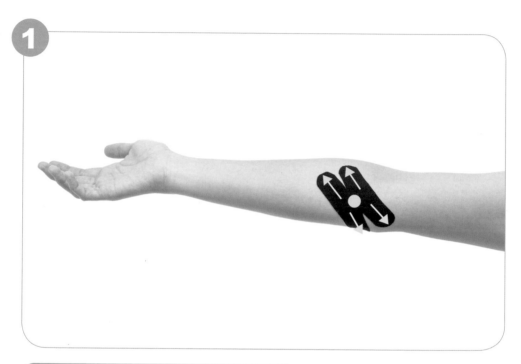

減緩疼痛與放鬆緊繃肌群

目的：增加此處皮下空間，減緩疼痛點的壓力（如黑色貼布）。

貼布：X 形貼布，自然張力。

擺位：延展擺位，將手掌朝上，手肘伸直，手腕向下彎曲。

貼法：將貼布正中間使用自然張力貼於手肘內側最疼痛位置，貼布四個角順順往四方貼上，增加此處皮下空間。

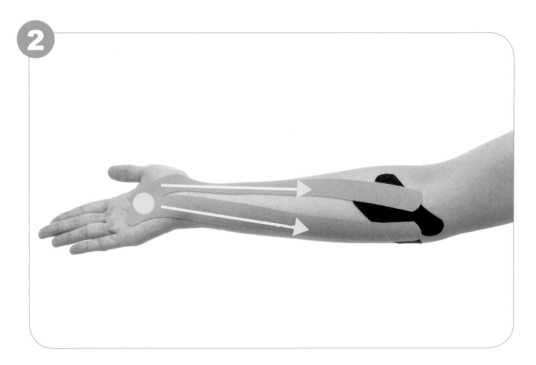

目的：再進行腕屈肌的肌肉放鬆貼法，放鬆過度使用的緊繃腕屈肌（如藍色貼布）。

貼布：Y 形貼布，自然張力。

擺位：延展擺位，將手掌朝上，手肘伸直，手腕向下彎曲。

貼法：將貼布固定端貼於手掌根處，以自然張力包覆肌肉貼至手肘內側（肱骨內上髁）。

上肢 ╱網球肘

> 當手腕伸肌過度使用，導致手肘外側肌鍵發炎疼痛，可以透過簡單的檢測找出痠痛點或痠痛範圍，接著做些伸展動作來舒緩，或是使用按摩球進行筋膜放鬆，也可以透過肌力訓練來降低日後產生痠痛的機會，同時還可使用肌能系貼紮來進行自我保健。

李先生自大學參加系隊之後認識了一群熱愛網球的同好，進入職場後即使工作忙碌，仍是每週固定至球場報到，每次在暖身練球一小時之後，便開始組隊進行對決。近期因為手肘外側疼痛，無法繼續練球而感到困擾，來到診所發現得到了「網球肘」。

網球肘的學名是「肱骨外上髁炎」，肱骨外上髁是手腕伸肌的附著點，而手腕伸肌顧名思義是做出手腕伸直的動作。當手腕伸肌過度使用，導致手肘外側肌腱發炎，進而產生痠痛，便是網球肘的成因。

可能發生在喜好打網球、打羽毛球…等需要反手拍運動的愛好者，但也會發生在日常生活中長期讓手腕過度使用的人身上，例如：長期使用電腦者、經常搬運重物者、廚師等。

▍網球肘檢測▍

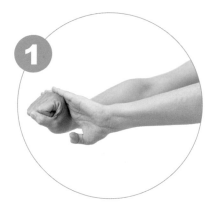

1

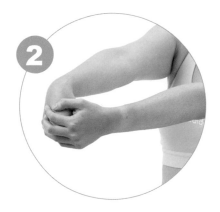

2

手握拳、手肘伸直，將手腕向上翹起，另一手於手背處給予下壓的阻力，被測試的手要對抗阻力維持姿勢。若手肘外側會疼痛，則可能是網球肘。

手握拳、手肘伸直、掌心朝下，將手腕向下彎曲，另一手在手背處稍微輕壓，若手肘外側疼痛，則可能是網球肘。

上肢─網球肘

伸展

當自我檢測完成，確認痠痛的位置之後，可以使用伸展的方式來舒緩緊繃的肌群。伸展的部位為前臂肌群（伸腕肌群、屈腕肌群）。

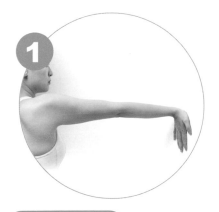

1

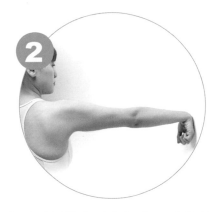

2

前臂肌群

右手手肘伸直手指張開，掌心貼著牆面，伸展右側屈腕肌群，儘可能做到最大的角度。每次維持15 - 30 秒，另一側亦然。

右手手肘伸直手指握拳，手背貼著牆面，伸展右側伸腕肌群，儘可能做到最大的角度。每次維持15 - 30 秒，另一側亦然。

按摩球

同時也可使用按摩球,針對緊繃的肌群來進行自我肌筋膜放鬆技巧。

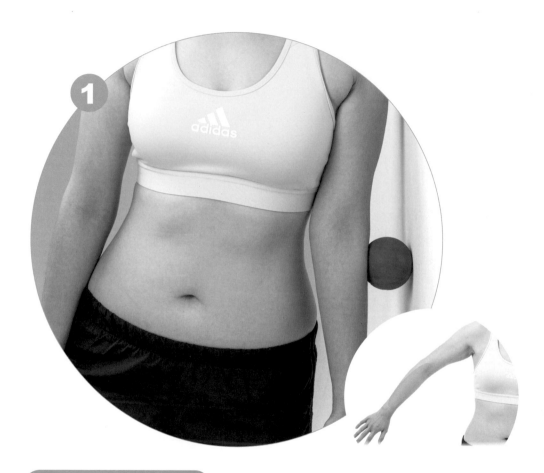

腕部伸肌群放鬆

姿勢:站姿,身體側邊微靠牆壁,將球放在手臂背側與牆面之間。

動作:身體重量靠牆給予球的下壓力道後,將前手臂分為 2 - 3 段,利用膝蓋微蹲及伸直,讓按摩球能於手臂小範圍上下滾動。

操作時間:一個點 45 - 120 秒,可分成幾個不同按壓點,進行 2 - 3 回。

肌力訓練

可透過肌力訓練的方式將手臂的肌肉強化，降低日後產生痠痛的機會。訓練活動如下：

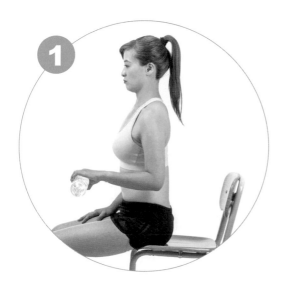

前臂肌群強化運動

姿勢： 掌心朝下，手握裝水600c.c. 的寶特瓶，再將手肘彎曲為90度。

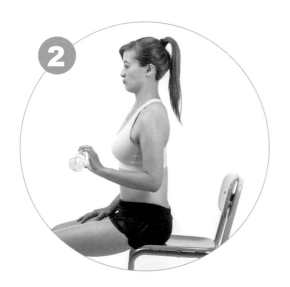

動作： 用手腕翹起，將寶特瓶慢慢上舉，再慢慢放下，過程中盡量保持動作順暢。

操作時間： 每次進行 15 - 20 下，2 - 3 回合。

＊建議可以搭配五十肩章節提到的肩胛骨穩定運動，在肩胛骨更穩定的情況下，較不容易再次發生網球肘喔！

貼紮

透過貼紮技術，彷彿治療師的雙手一直在您的身上，協助放鬆緊繃的肌群。建議貼紮的方式如下：

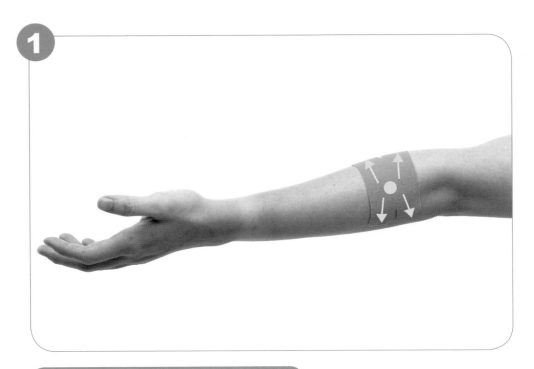

①

減緩疼痛與放鬆緊繃肌群

目的： 增加此處皮下空間，減緩疼痛點的壓力（如藍色貼布）。

貼布： X 形貼布，自然張力。

擺位： 延展擺位，將手掌朝下，手肘伸直，握拳向下壓。

貼法： 將貼布正中間使用自然張力貼於手肘外側最疼痛位置，貼布四個角順順往四方貼上，增加此處皮下空間。

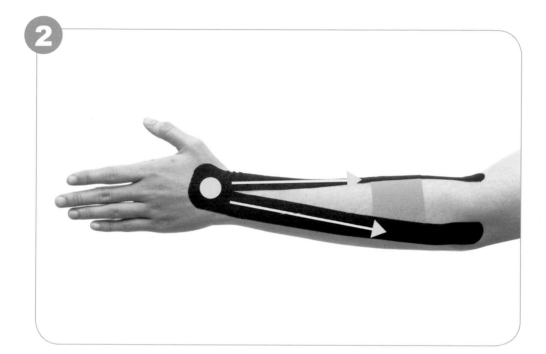

目的： 再進行腕伸肌的肌肉放鬆貼法，放鬆過度使用的緊繃腕伸肌（如黑色貼布）。

貼布： Y形貼布，自然張力。

擺位： 延展擺位，將手掌朝下，手肘伸直，握拳向下壓。

貼法： 將貼布固定端貼於手背處，以自然張力包覆肌肉貼至手肘外側（肱骨外上髁）。

上肢 /媽媽手

當手腕使用過度或不當使用，導致手腕大拇指側疼痛腫脹，可以透過簡單的檢測找出痠痛點或痠痛範圍，接著做些伸展動作來舒緩，或是使用按摩球進行筋膜放鬆，也可以透過肌力訓練來降低日後產生痠痛的機會，同時還可使用肌能系貼紮來進行自我保健。

30 歲的柯小姐趁著孩子喝完奶熟睡的期間，請婆婆協助照顧一下嬰兒，抓住空檔來診所掛號，希望製作一支手部固定的副木來穿戴。柯小姐本身也是一位治療師，日常生活中再怎麼小心留意，但照顧新生兒需要非常頻繁的擠奶、餵奶、抱孩子，還是得到了媽媽手。

媽媽手又稱為「狄奎凡氏症」（De Quervain's disease），正式醫學名稱為「狹窄性肌腱滑膜炎」，外展拇長肌和伸拇短肌交界處產生發炎，於手腕處、拇指根部背側皆可能會感到疼痛。

因為懷孕的過程中，身體賀爾蒙會有所變化，造成軟組織變得較鬆弛，加上產後的媽媽需要照顧嬰兒，頻繁使用手腕，因此較容易罹患媽媽手。

｜媽媽手檢測｜

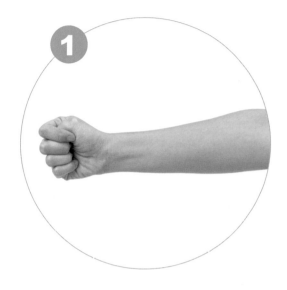

手肘伸直，手掌握拳將大拇指包住。

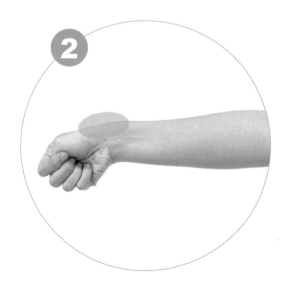

將手腕向小指側下壓，若拇指側手腕感到疼痛則可能是媽媽手。

伸展

當自我檢測完成，確認痠痛的位置之後，可以使用伸展的方式來舒緩緊繃的肌群。伸展的活動有三個動作。

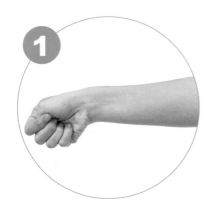

手腕肌群

拇指向下伸展，與測試的動作相同，若出現疼痛，保持在 2 - 3 分的疼痛感即可，每次維持 15 - 30 秒。

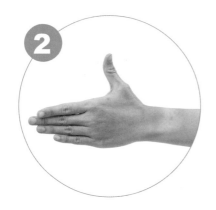

拇指向上伸展，比讚的姿勢，儘可能做到最大的角度，每次維持 15 - 30 秒。

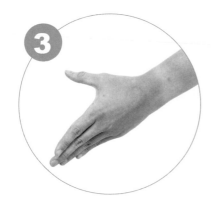

拇指向外伸展，類似拿寶特瓶的姿勢，儘可能做到最大的角度，每次維持 15 - 30 秒。

按摩球

同時也可搭配按摩球，針對整個前臂肌群做放鬆，增加前臂肌肉與筋膜的延展性，更能達到舒緩疼痛的效果。

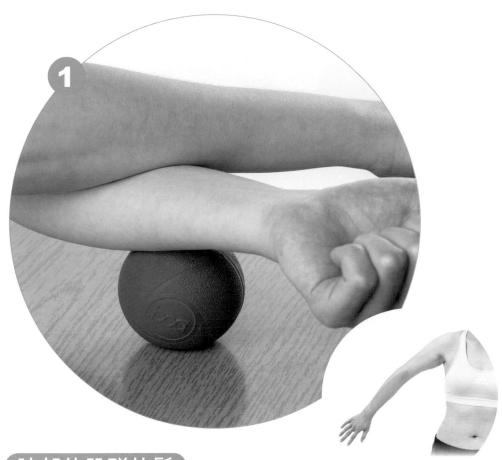

腕部伸肌群放鬆

姿勢：將球放在手臂背側與桌面之間，雙手交疊。

動作：上方手下壓，利用手臂擺動，使按摩球能於手臂上下滾動，避免在骨頭上按壓。

操作時間：一個點 45 - 120 秒，可分成幾個不同按壓點，進行 2 - 3 回，可加強前臂下 2 / 3 的按壓次數。

肌力訓練

可透過肌力訓練的方式將手指與前臂肌肉強化，降低日後產生痠痛的機會。訓練活動如下：

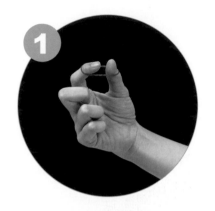

大拇指肌力訓練

姿勢：用橡皮筋將大拇指與食指一起圈起來。

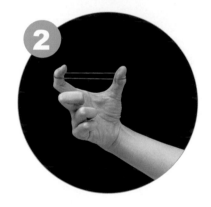

動作：利用大拇指與食指將橡皮筋慢慢撐開。

操作時間：維持 10 秒鐘後，再慢慢放鬆。重複進行 15 - 20 回合。

過程中應感到肌肉微微繃緊或酸感，但是不要出現原本的不適症狀，例如：疼痛。除了橡皮筋。還可以用曬衣夾做訓練。

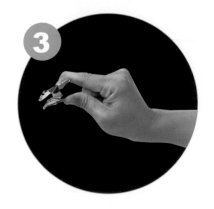

姿勢：大拇指與食指捏握住長尾夾。

動作：將長尾夾打開。

操作時間：維持 10 秒後，再慢慢放鬆。重複進行 15 - 20 回合。

貼紮

透過貼紮技術，彷彿治療師的雙手一直在您的身上，協助放鬆緊繃的肌群。建議貼紮的方式如下：

1

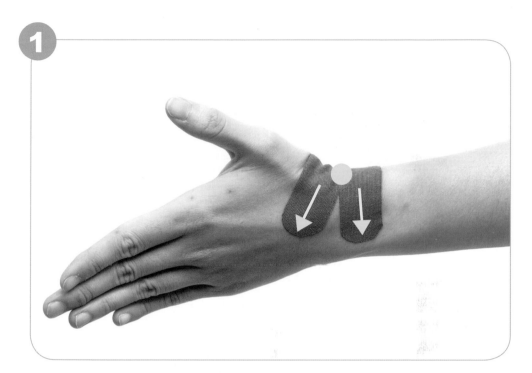

減緩疼痛與放鬆緊繃肌群

目的：增加此處皮下空間，減緩疼痛點的壓力（如粉紅色貼布）。

貼布：X 形貼布，自然張力。

擺位：延展擺位，大拇指握進拳頭中，將拳頭往小指側偏移。

貼法：將貼布正中間使用自然張力貼於手腕大拇指側最疼痛位置，貼布四個角順順往四方貼上，增加此處皮下空間，減緩疼痛處的壓迫感。

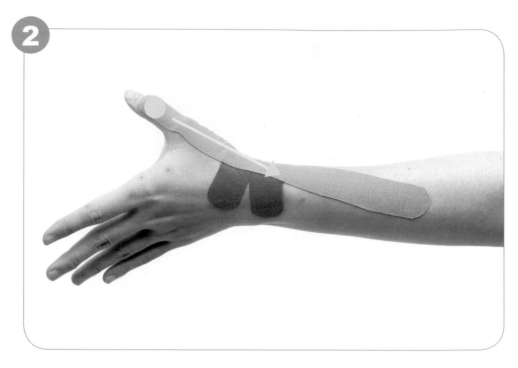

目的：再進行伸拇肌群的肌肉放鬆貼法，放鬆過度使用的緊繃伸拇肌群（如藍色貼布）。

貼布：1/2 寬，I 形貼布，自然張力。

擺位：延展擺位，大拇指握進拳頭中，將拳頭往小指側偏移。

貼法：自拇指指關節貼至手臂背側二分之一處。

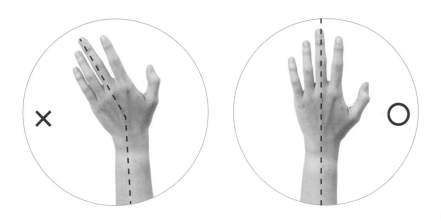

＊在日常生活動作中，應避免偏離向小指側去拿取物品，或是操作物品。
前臂與中指應該為一直線！

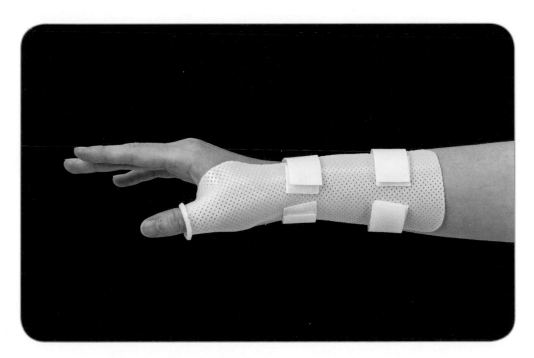

＊可以至醫療院所請職能治療師製作手部固定副木，讓拇指固定、休息！

上肢 / 腕隧道症候群

當手腕不當使用，出現手指發麻狀況，可以透過簡單的檢測確認問題點及範圍，接著做些伸展動作來舒緩，或是使用按摩球進行筋膜放鬆，也可以透過肌力訓練來降低日後產生痠痛的機會，同時還可使用肌能系貼紮來進行自我保健。

32 歲的王先生是知名甜點店的廚師，因為長時間使用打蛋器、不斷拿著沈重的鍋子、攪拌大量的麵團等因素，手腕持續出力、過度使用，而導致手腕痠痛、麻木，影響到工作表現。到復健科報到之後，醫生告知王先生他得到的是腕隧道症候群。

腕隧道當中除了正中神經以外，還有許多血管、肌腱通過，當手腕過度使用，讓這個通道變得狹窄，壓迫到正中神經，便會出現手指到手腕麻木、痠痛的症狀。症狀經常發生於晚上，又以手部前四指的麻痛為主。

腕隧道症候群較容易發生在過度使用電腦、作業員、電話客服員、廚師等，經常使用手腕的人身上。

腕隧道症候群檢測

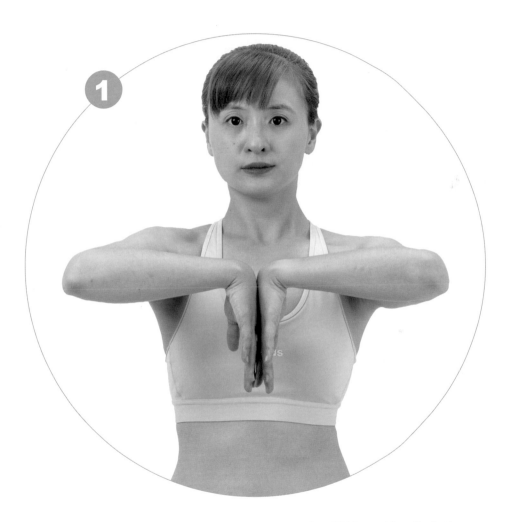

雙手手背於胸前互相碰觸，手臂呈一條線，維持 30 秒，若感到手腕麻痛，則可能是腕隧道症候群。

伸展

當自我檢測完成，確認痠痛的位置之後，可以使用伸展的方式來舒緩緊繃的肌群。伸展的部位為前臂肌群（屈腕肌群）。

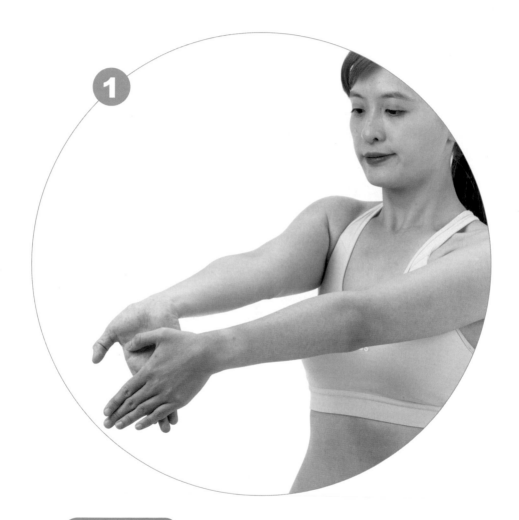

前臂肌群

右手伸直手心朝上，左手將手掌向下壓，伸展右側屈腕肌群，儘可能做到最大的角度，每次維持 15 - 30 秒，另一側亦然。

按摩球

同時也可使用按摩球，針對緊繃的肌群來進行自我肌筋膜放鬆技巧，增加局部筋膜延展性。

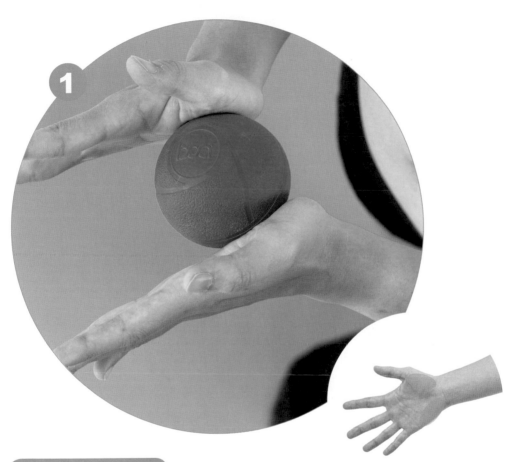

手掌肌群放鬆

姿勢：將按摩球夾在兩手掌間，放於大拇指與小拇指掌心較多肉處。

動作：利用雙手做洗手動作滾動按摩球。

操作時間：一個點 45 - 120 秒，可分成幾個不同按壓點，進行 2 - 3 回。

＊若在按壓過程中覺得手麻，應避開按壓會麻處！

141

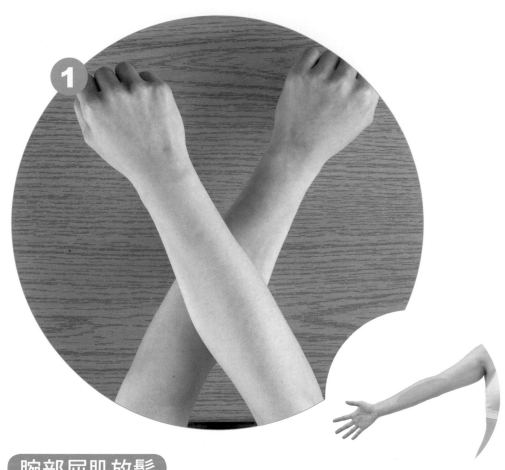

腕部屈肌放鬆

姿勢： 將球放在手臂內側與桌面或地面之間。

動作： 雙手交疊，上方手下壓給予球按壓力道後，將前手臂分為兩到三段，利用手臂移動，使按摩球能於手臂小範圍上下滾動。

操作時間： 一個點 45 - 120 秒，可分成幾個不同按壓點，進行 2 - 3 回。

＊前臂靠近手掌下 1 / 3 較無肌肉，應避免按壓刺激神經。

肌力訓練

可透過肌力訓練強化手部肌肉與加強手指肌肉控制能力，降低日後產生痠痛的機會。訓練活動如下：

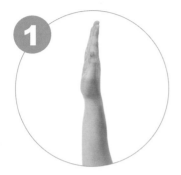

① 手部肌群運動

姿勢：手指併攏平行前臂。

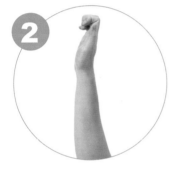

動作：手指遠端彎曲。

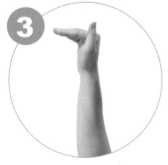

將手指與掌心呈現「7」字

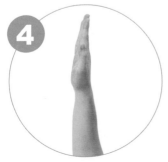

回到步驟 1 動作。

操作時間：動作重複進行 15 - 20 回合。

＊動作過程中，要注意手腕關節持續維持為一直線。

貼紮

透過貼紮技術，彷彿治療師的雙手一直在您的身上，協助將腕隧道空間提拉起來。建議貼紮的方式如下：

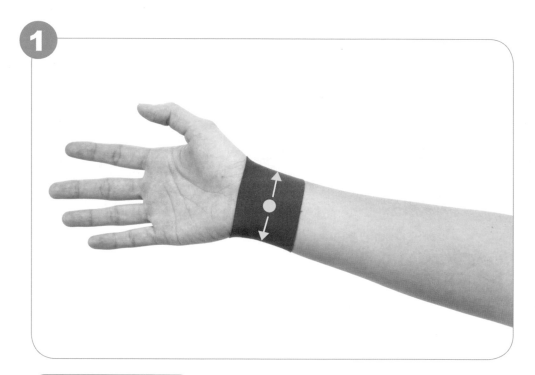

1

減輕手腕壓迫

目的： 藉由貼布回縮性，提拉腕隧道區域的皮膚與筋膜，增加此處的皮下空間，減少腕隧道壓迫。

貼布： I 形貼布，自然張力。

擺位： 正中擺位，手掌與手臂成一直線。

貼法： 自貼布中間以自然張力貼上手腕，兩側不拉張力順著貼上，藉由貼布回縮增加腕隧道空間。

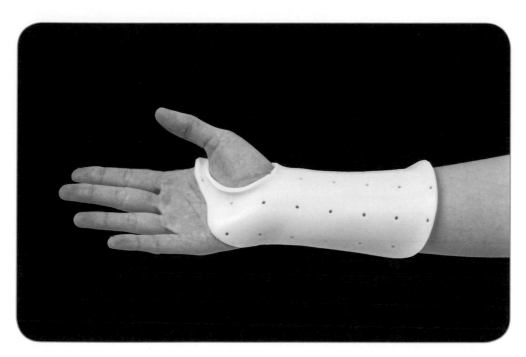

＊可以至醫療院所請職能治療師製作手部固定副木，讓手腕固定、休息！

上肢 /腕關節不適

長時間不當使用手腕，或是遭外力撞擊（例如：跌倒撐地），導致手腕關節不適，可以透過檢測方式圖片中的觀察方式，來確認問題點，可以透過伸展動作來舒緩，或是使用按摩球進行筋膜放鬆，也可以透過肌力訓練來降低日後產生痠痛的機會，同時還可使用肌能系貼紮來進行自我保健。

某個週末，李小姐支援公司在南港展覽館舉辦的展覽，為了將展場佈置的繽紛吸睛，從總公司打包了許多箱展示品一併帶過去，結果就在一箱一箱物品搬運拆箱的過程後，李小姐感到右手手腕有點疼痛。

手腕這個關節無論是使用電腦、從包裡翻找物品、開車、搭捷運等活動，都會非常頻繁地使用。有時難免在不經意的一個動作之後，不小心產生不適，這種不適的感覺也說不上來，沒有明確疼痛的地方，可能是覺得手腕在活動時有痛感，也有可能平放休息時也會疼痛。

手腕是由八個小骨頭構成，除了骨頭以外還有許多肌腱、韌帶等軟組織包圍，若是先天手腕關節穩定度較差，或是曾經因外傷導致腕關節骨頭位置偏移，都有可能在手腕做出過度承重用力、角度過大的動作之後，使周遭組織發炎，進而產生疼痛感。

▎腕關節不適檢測▎

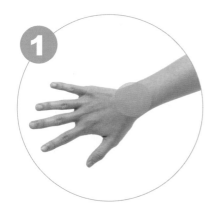 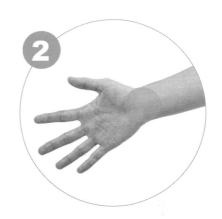

手腕做動作時，出現疼痛，或是手腕平放休息時也出現疼痛。

伸展

當自我檢測完成，確認痠痛的位置之後，可以使用伸展的方式來舒緩緊繃的肌群。伸展的部位為前臂肌群（伸腕肌群、屈腕肌群）。

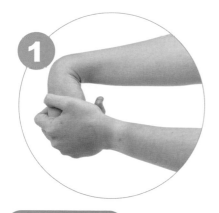 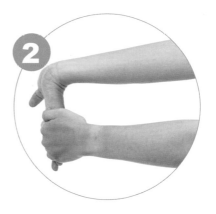

前臂肌群

右手伸直手心朝下，左手將手背向下壓，伸展右側伸腕肌群，儘可能做到最大的角度。每次維持15 - 30 秒，另一側亦然。

右手伸直手心朝上，左手將手掌向下壓，伸展右側屈腕肌群，儘可能做到最大的角度。每次維持15 - 30 秒，另一側亦然。

按摩球

同時也可使用按摩球，針對緊繃的肌群來進行自我肌筋膜放鬆技巧。

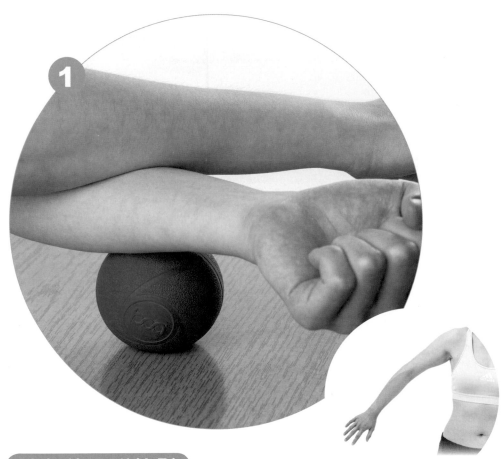

腕部伸肌群放鬆

姿勢：將球放在手臂背側與桌面之間，雙手交疊，上方手下壓。

動作：利用手臂擺動使按摩球於手臂上下滾動。注意避免在骨頭上按壓刺激神經。

操作時間：一個點 45 - 120 秒，可分成幾個不同按壓點，進行 2 - 3 回，可加強前臂下 2 / 3 的按壓次數。

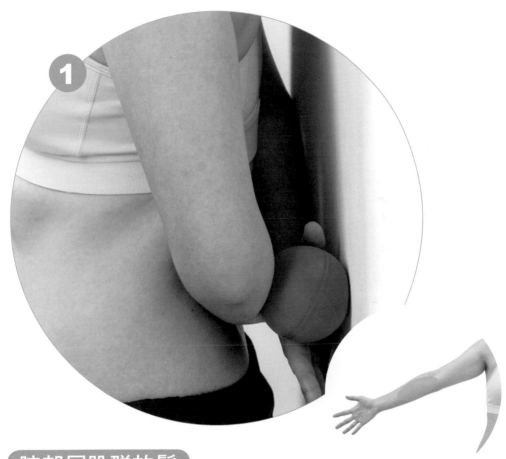

腕部屈肌群放鬆

姿勢：身體站姿靠牆，要按壓的手擺在身體後方，將球放在牆面與前臂內（腹）側。

動作：利用身體重心左右移動，帶動球的滾動，可將前手臂分段進行小範圍按壓。

操作時間：一個點 45 - 120 秒，可分成幾個不同按壓點，進行 2 - 3 回。

肌力訓練

可透過肌力訓練的方式增加腕關節穩定性與控制能力，降低日後產生痠痛的機會。訓練活動如下：

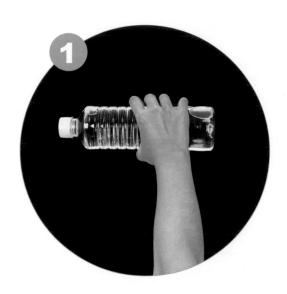

腕關節穩定運動

姿勢： 掌心朝下，手握裝水600c.c.寶特瓶一端，手肘彎曲為90度，靠在身體旁。

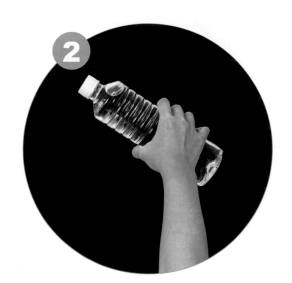

動作： 維持手腕關節穩定不動，轉動前臂。

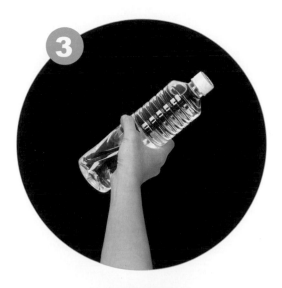

③

保持前臂不動，慢慢轉動。

直到掌心完全朝上為止，再從掌心朝上慢慢轉動回去。（步驟1）。

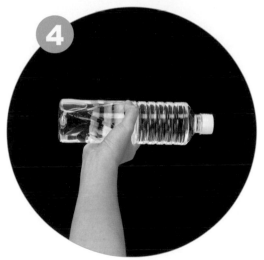

④

操作時間：動作重複進行 15 - 20 回合。

＊在前臂轉到最底時，應避免手腕關節是否有彎曲或翹起。

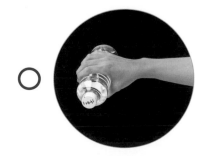

○

正確

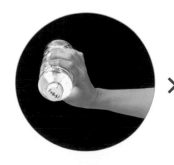

╳

錯誤

貼紮

透過貼紮技術，彷彿治療師的雙手一直在您的身上，提供關節支撐。建議貼紮的方式如下：

1

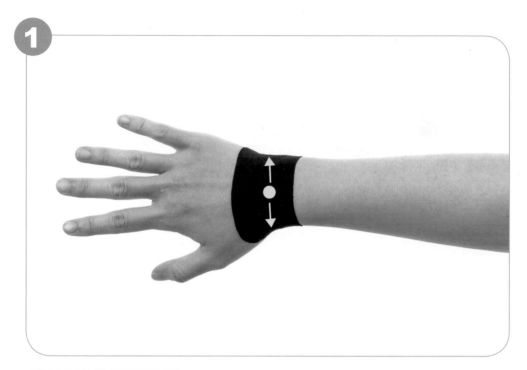

手腕關節支撐

目的：利用貼布極大張力提供腕關節穩定支撐性

貼布：I 形貼布，極大張力。

擺位：正中擺位，手掌與手臂成一直線。

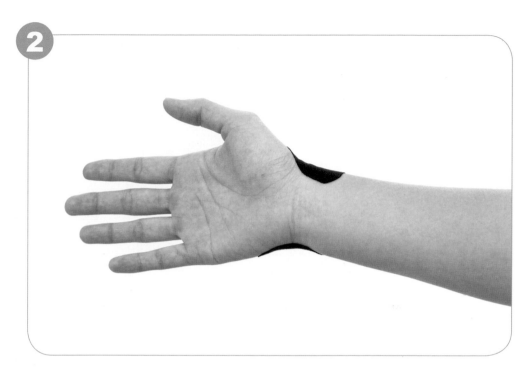

貼法：自貼布中間以極大張力貼上手腕，兩側不拉張力順著貼上，須注意不可將貼布繞成一圈，應於手腕內側留一段不貼貼布。

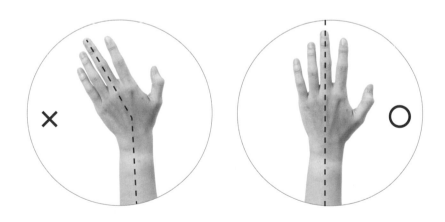

*若常為腕關節小指側不適，可注意是否在使用滑鼠或是動作時，手腕常呈現向小指側偏移狀況，應避免此動作模式，應維持中指與前臂為一直線，利用手肘彎曲伸直，或是肩膀關節活動，來完成動作！

PART 4

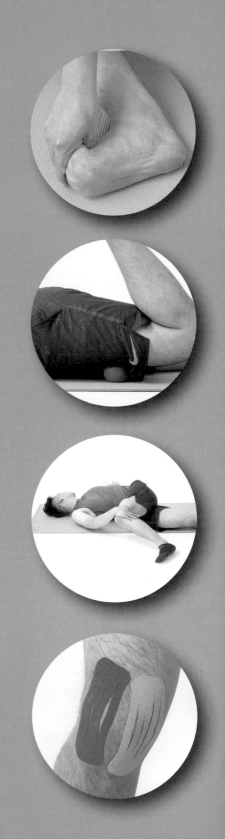

下肢

下肢是我們最常用到的身體部位，因此容易耗損以及受傷，尤其是運動員，像是膝蓋、腳踝這些部位，特別容易受傷。因此，必須要透過日常保養才能維持身體機能。

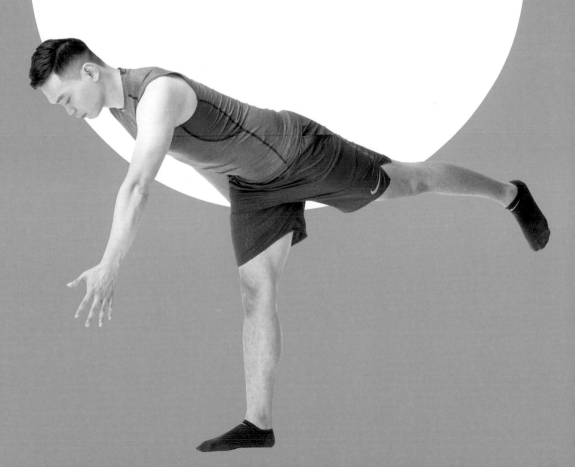

下肢 / 跳躍膝

下肢肌力不足或動作控制不佳,導致膝蓋骨下方出現疼痛,透過簡單的檢測找出疼痛點或痠痛範圍,接著做些伸展動作來舒緩,或是使用按摩球進行筋膜放鬆,也可以透過肌力訓練來降低日後產生痠痛的機會,同時還可使用肌能系貼紮來進行自我保健。

30 歲的盧先生,每週四晚上固定至河濱公園的籃球場報到,和一群熱愛籃球的同好在球場上熱血一番,釋放白天累積的工作壓力。某天在一個帥氣的跳投落地之後,膝蓋開始感到疼痛,但闖蕩球場多年,受傷在所難免,因此盧先生一開始並不在意,但是過了一天疼痛並沒有緩解,為了之後還能在球場上奔馳,盧先生還是至復健科報到。

跳躍膝在過度使用膝蓋者較容易發生,可能是長時間的使用導致受傷,也可能是像盧先生一樣,某一次過度的用力而導致。

跳躍膝是髕骨肌腱發炎,通常是膝蓋前側、下緣出現疼痛,運動及跳躍落地時皆會很痛,膝蓋前方有時會突起一塊。因為較常發生在需要跳躍的運動員身上,因此又稱為「跳躍膝」。

| 跳躍膝檢測 |

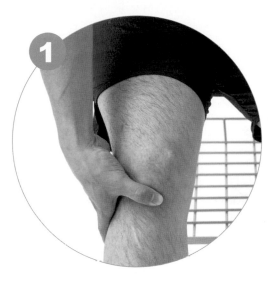

按壓膝蓋骨下緣（髕骨與脛骨粗隆之間）的韌帶處，若有感覺疼痛，則可能是跳躍膝。

伸展

當自我檢測完成，確認痠痛的位置之後，可以使用伸展的方式來舒緩緊繃的肌群。伸展的部位有兩處：大腿前側肌群、大腿後側肌群。

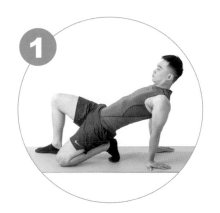

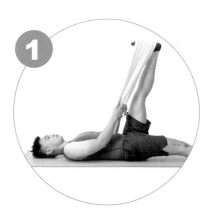

大腿前側肌群

呈半跪式蹲姿，雙手向後扶著地面，伸展左側股四頭肌，肌肉出現緊繃感即可維持 15 - 30 秒，另一側亦然。

大腿後側肌群

呈躺姿，左腳向上伸直，使用毛巾繞過腳底，伸展左側腿後肌群，肌肉出現緊繃感即可維持 15 - 30 秒，另一側亦然。

按摩球

同時也可使用按摩球，針對局部緊繃的肌群或大腿深層肌群來進行自我肌筋膜放鬆技巧。

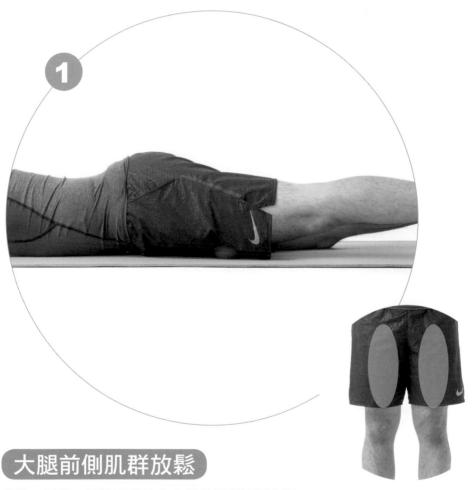

大腿前側肌群放鬆

姿勢：趴姿，將按摩球放在大腿前側與地板之間。

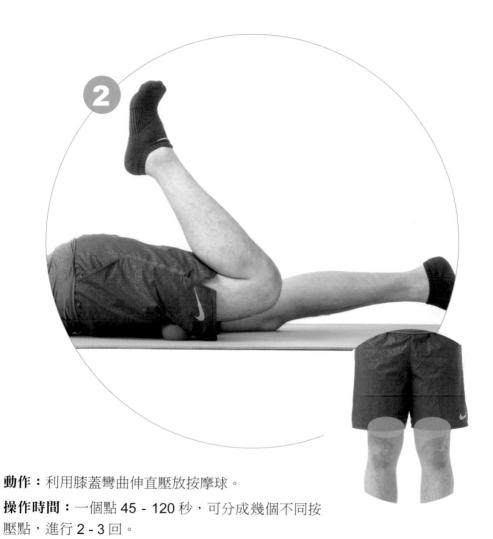

動作： 利用膝蓋彎曲伸直壓放按摩球。

操作時間： 一個點 45 - 120 秒，可分成幾個不同按壓點，進行 2 - 3 回。

＊可特別加強靠近膝蓋骨上方處。

肌力訓練

可透過肌力訓練的方式強化臀肌，同時也增加膝關節動作控制能力，以達到膝關節與臀肌正確的使用方式，降低日後產生痠痛的機會。訓練活動如下：

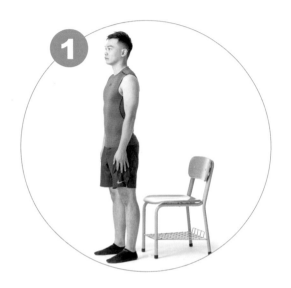

初階 大腿前側肌群

姿勢：站姿，身體後方放置一張椅子。

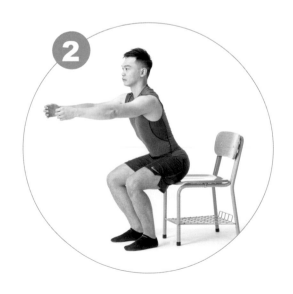

動作：進行類似深蹲動作，從髖關節開始彎曲，慢慢向後坐，直到屁股輕碰觸到椅子後。

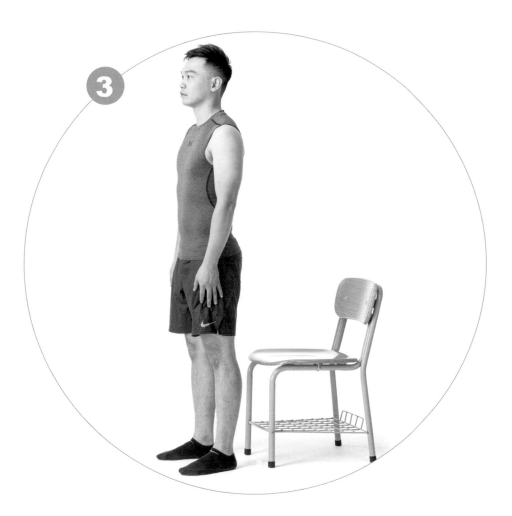

再以屁股肌肉用力夾緊挺起站直，動作過程中應保持身體朝向前、視線保持平視前方，避免身體過度彎曲低頭。

操作時間：動作重複來回進行 15 - 20 回合。

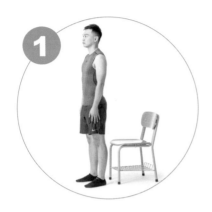

進階 大腿前側肌群

姿勢：站姿，身體後方放置一張椅子。

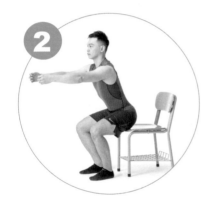

動作：進行類似深蹲動作，從髖關節開始彎曲，慢慢向後坐，直到屁股輕碰觸到椅子。

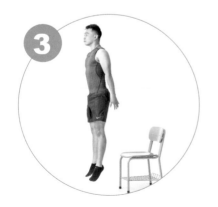

動作：當動作較熟悉後，可以將站起時的動作改為微微跳起動作，落下緩衝後再站直。

貼紮

透過貼紮技術，彷彿治療師的雙手一直在您的身上，促進肌群收縮、引導髕骨移動。建議貼紮的方式如下：

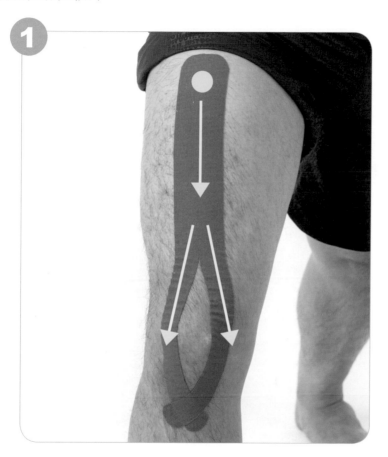

促進股四頭肌與引導髕骨

目的：上半部貼布（未剪開區域）為幫助股四頭肌收縮，下半部貼布（剪開區域）為引導髕骨（膝蓋骨）在活動時能於正確位置上做滑動。

貼布：I 形合併 Y 形貼布，自然張力。

擺位：延展擺位，膝蓋彎曲到底。

貼法：自大腿下三分之二貼上固定端，以自然張力貼至髕骨（膝蓋骨）上方五公分處，接著為 Y 形貼布沿髕骨（膝蓋骨）兩側自然張力貼至膝蓋骨正下方。I 形貼布為幫助股四頭肌收縮，Y 形貼布為引導髕骨（膝蓋骨）在活動時能於正確位置上做滑動。

下肢 / 跑者膝

下肢動作控制不佳，或者臀部肌力不足，容易過度使用大腿外側肌群，導致膝蓋外側出現疼痛腫脹，透過簡單的檢測找出疼痛點或痠痛範圍，接著做些伸展動作來舒緩，或是使用按摩球進行筋膜放鬆，也可以透過肌力訓練來降低日後產生痠痛的機會，同時還可使用肌能系貼紮來進行自我保健。

50 歲的李爸爸近期愛上了慢跑，每天傍晚總要換上球鞋，到附近的公園跑個 5 公里，持續了兩週後，某天突然覺得大腿外側靠近膝蓋的地方有些疼痛，但疼痛尚可忍耐，李爸爸用手揉一揉之後，到了傍晚依舊出門跑步，隔天疼痛更是厲害，到診所就診之後，原來是得到跑者膝。

跑者膝又稱為「髂脛束磨擦症候群」，位於大腿外側的髂脛束，是一條厚纖維帶的組織，分布從骨盆至膝蓋下方。此構造很容易緊繃，當膝蓋重複伸直彎曲，會反覆摩擦膝蓋外側上方的骨突點，導致發炎，使膝蓋彎曲時造成刺激而產生不適。

髂脛束磨擦症候群經常發生在慢跑、騎自行車等讓膝蓋反覆彎曲的活動之後。或是像李爸爸這樣，過去沒有慢跑習慣，一開始跑便直接跑五公里，慢跑強度過強而導致。

▌跑者膝檢測 ▌

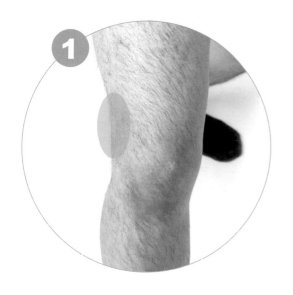

1

大腿外側與膝蓋交界處感到疼痛，則可能是髂脛束摩擦症候群。

伸展

當自我檢測完成，確認痠痛的位置之後，可以使用伸展的方式來舒緩緊繃的肌群。伸展的部位有一處：髂脛束。

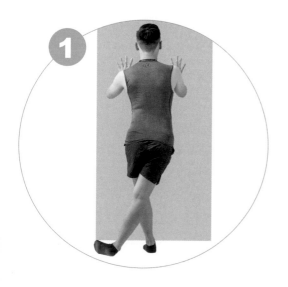

1

下肢肌群

站姿面向牆壁、雙手扶牆，雙腳交叉（左腳在前，右腳在後），右腳向左側滑動，伸展右側髂脛束，儘可能做到最大的角度，維持 15 - 30 秒，另一側亦然。

按摩球

同時也可使用按摩球，針對局部的肌肉緊繃點，進行自我肌筋膜放鬆技巧。

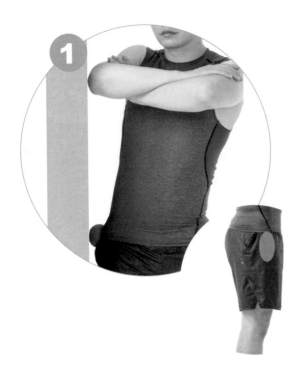

闊筋膜張肌

姿勢：站姿，將按摩球放於髖關節側邊（約為口袋側面處）與牆面之間

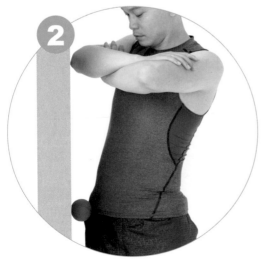

動作：利用身體左右慢慢滾動。

操作時間：一個點 45 - 120 秒，可分成幾個不同按壓點，可進行 2 -3 回。

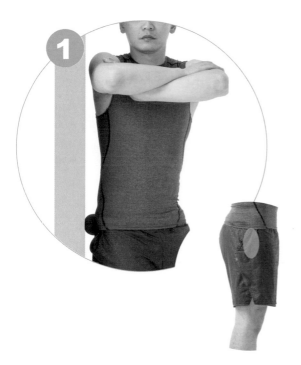

臀中肌

姿勢： 站姿，將按摩球放於大腿側邊（約為褲子側邊縫線）與牆面之間。

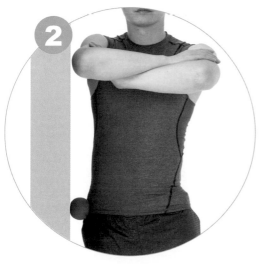

動作： 利用身體左右慢慢滾動按摩球。

操作時間： 一個點 45 - 120 秒，可分成幾個不同按壓點，可進行 2 - 3 回。

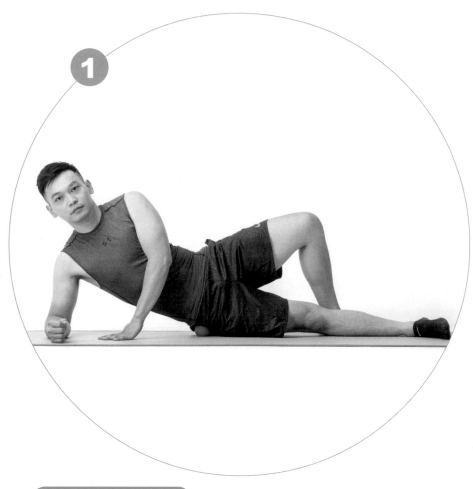

下肢肌群放鬆

加強版

姿勢：側撐姿勢，將按摩球放於大腿側邊（約為褲子側邊縫線）與地面之間。

動作：上方腳踩於前方地面利用身體上下移動，慢慢滾動按摩球。

操作時間：一個點45 - 120秒，可分成幾個不同按壓點，進行2 -3回。

＊若過於疼痛除可改為站姿外，也可以以定點按壓不滾動來減緩按壓強度。

肌力訓練

可透過肌力訓練的方式活化臀肌的使用，減少大腿側邊肌群的過度使用，降低日後產生痠痛的機會。訓練活動如下：

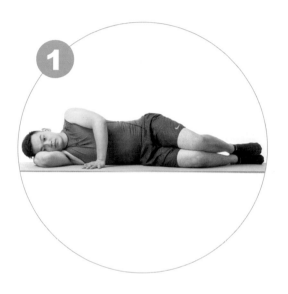

蚌式

姿勢：側躺，雙腳彎曲併攏，雙腳踝不動。

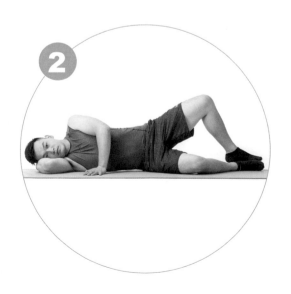

動作：將雙膝像蚌殼方式打開。

操作時間：動作重複來回進行 15 - 20 回合。

＊膝蓋打開時，應避免身體跟著向後旋轉、骨盆向後傾斜。

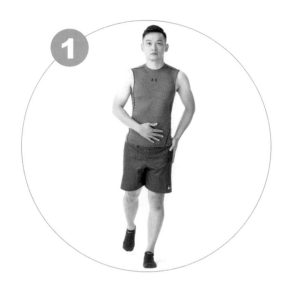

單腳蹲站

姿勢：單腳站，維持髖關節肌肉緊繃用力，膝蓋與腳趾頭皆朝向前方，且維持在一條直線上。

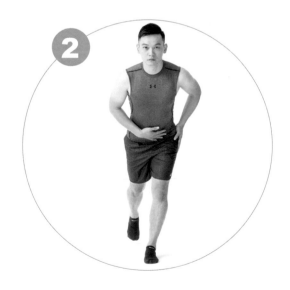

動作：屁股慢慢向後微蹲，身體前彎，此時髖關節會微微向外側凸出，再以夾緊屁股方式，將身體推回步驟 1。

操作時間：動作重複來回進行 15 - 20 回合。

貼紮

透過貼紮技術，彷彿治療師的雙手一直在您的身上，協助放鬆緊繃的肌群。建議貼紮的方式如下：

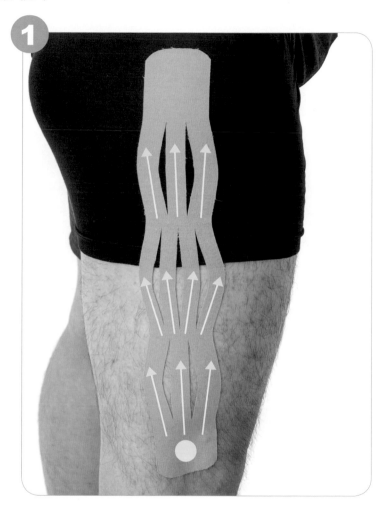

放鬆緊繃肌肉

目的： 放鬆緊繃的髂脛束，並利用剪裁開的貼布，同時增加此部位的循環。

貼布： 編籃形貼布，自然張力。

擺位： 延展擺位，腳向後跨到另一隻腳後方。

貼法： 自膝蓋外側以自然張力沿著大腿外側往上貼至臀部外側。

下肢 / 退化性關節炎

膝蓋為承重關節，長時間累積下來，難免造成關節磨損，出現膝蓋僵硬、腫脹或疼痛問題，透過簡單的檢測確認問題，接著做些伸展動作來舒緩，或是使用按摩球進行筋膜放鬆，也可以透過肌力訓練來降低日後產生痠痛的機會，同時還可使用肌能系貼紮來進行自我保健。

65 歲的陳奶奶，清晨起床時總會覺得膝蓋僵硬、痠痛，起來在家中走動一下之後才會感到舒緩一些，但是如果維持固定的姿勢太久，便又會感到不舒服。試想一台使用了十年的電視，偶爾都會出現些許的雜訊，而人體身上的關節，更是從我們呱呱墜地便開始使用，難免會有退化的問題。

在老化的過程中，膝蓋反覆彎曲、承重，使得膝蓋周圍的軟骨磨損、發炎，甚至產生骨刺，造成疼痛、腫脹、關節變形等症狀，就是退化性關節炎。

退化性關節炎好發於五十歲以上，或是體重過重的族群，是最常見的關節疾病。退化性關節炎也可能發生在髖關節、手指關節、脊椎等。

┃退化性關節炎檢測┃

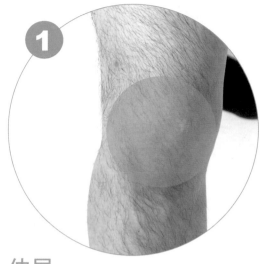

早上起床時覺得關節僵硬，活動一段時間後，疼痛稍微下降或是僵硬感會減少，以及膝蓋周圍感到疼痛。

伸展

當自我檢測完成，確認痠痛的位置之後，可以使用伸展的方式來舒緩緊繃的肌群。伸展的部位有兩處：大腿前側肌群、大腿後側肌群。

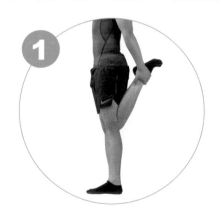

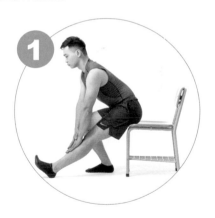

大腿前側肌群

站姿扶牆，左手將左腳膝蓋彎曲並靠近大腿，伸展左側股四頭肌，肌肉出現緊繃感即可維持 15 - 30 秒，另一側亦然。

大腿後側肌群

坐在椅子前三分之一處，將左腳向前伸直，腳背翹起，身體向前傾，伸展左側腿後肌群，維持 15 - 30 秒，另一側亦然。

動作過程中應避免駝背及過度彎曲腰部，脊椎應保持一直線，彎曲髖關節。

按摩球

同時也可使用按摩球，針對緊繃的肌群來進行自我肌筋膜放鬆技巧。

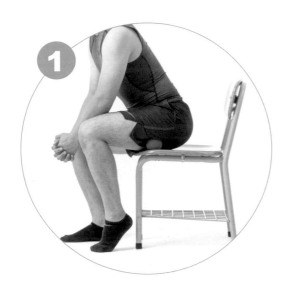

大腿後側肌群

姿勢： 坐姿，把球放在大腿後側下方，

動作： 定點按壓，或是利用腳左右來回移動，讓按摩球能於大腿後側小範圍滾動。

操作時間： 一個點 45 - 120 秒，分成不同按壓點，進行 2 - 3 回。

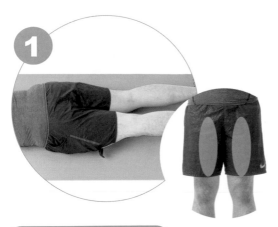

大腿前側肌群

姿勢： 趴姿，將按摩球放在大腿前側與地板之間。

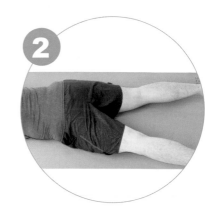

動作： 利用大腿左右擺動來小範圍滾動按摩球。

操作時間： 一個點按壓 45 - 120 秒，可分成幾個不同按壓點，進行 2 - 3 回。

肌力訓練

可透過肌力訓練的方式活化臀肌，減少膝關節的過度使用與負擔，降低日後產生
痠痛的機會。訓練活動如下：

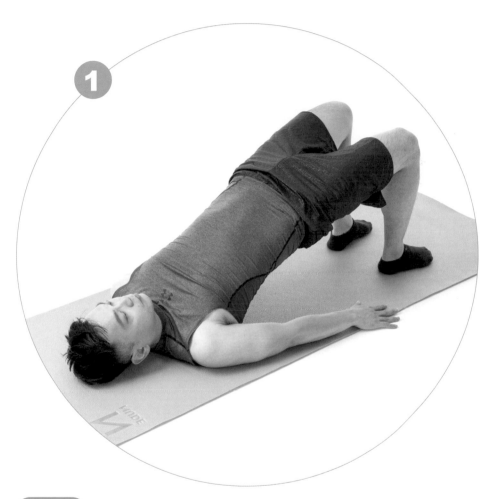

橋式

姿勢：躺姿，將雙手擺放於骨盆兩側，雙腳彎曲踩地，雙腳與雙膝與肩同寬。

動作：利用臀部夾緊，將臀部向上慢慢抬起離開地面，直到大腿與脊椎成
一直線。

操作時間：動作重複來回進行 15 - 20 回合。

＊動作過程中，應避免大腿後側抽筋，或是腰部感到壓力緊繃感。

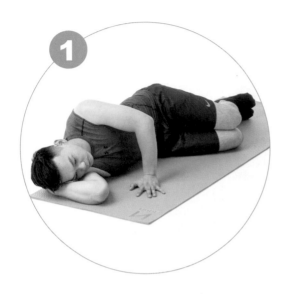

蚌式

姿勢：側躺，雙腳彎曲併攏，雙腳踝不動。

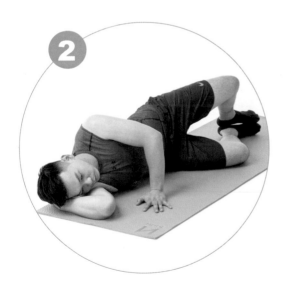

動作：將雙膝像蚌殼方式打開。

操作時間：動作重複來回進行 15 - 20 回合。

＊膝蓋打開時，應避免身體跟著向後旋轉，或是骨盆向後傾斜。

貼紮

透過貼紮技術，彷彿治療師的雙手一直在您的身上，協助提拉筋膜、減輕關節壓力。建議貼紮的方式如下：

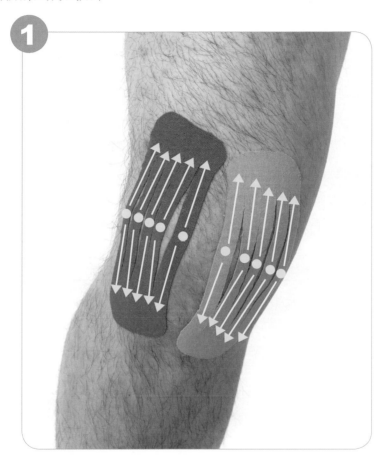

減輕關節間壓力

目的： 藉由貼布回縮提拉皮下空間，增加循環，減少膝關節壓力。

貼布： 燈籠形貼布，自然張力。

擺位： 延展擺位，膝蓋彎曲到底。

貼法： 從中間一一將分支貼於兩側處，再以自然張力往兩側順貼，藉由貼布回縮提拉皮下空間，增加循環，減少膝關節壓力。

下肢 ╱髕骨股骨疼痛症候群

下肢排列不佳(例如 X 形腿),或是肌力不平衡,導致膝關節疼痛,透過簡單的檢測找出問題點或疼痛範圍,接著做些伸展動作來舒緩,或是使用按摩球進行筋膜放鬆,也可以透過肌力訓練來降低日後產生疼痛的機會,同時還可使用肌能系貼紮來進行自我保健。

若把手放在膝蓋上,當腳彎曲伸直時,可以摸到一塊在前後滑動的骨頭,那就是髕骨。正常來說,髕骨會在股骨的凹槽上滑動,好像一台列車開在軌道上一樣。當這個軌道有歪斜,使得列車一直不在正確的位置上時,就會產生症狀。

可能是因為大腿肌群的肌力失衡、下肢的組織較緊繃、膝蓋活動度太高…等原因,隨著膝蓋彎曲伸直,使得髕骨在不對的軌道內移動,長久下來髕骨與股骨不斷摩擦,進而發炎產生疼痛。疼痛的位置通常在膝蓋周圍或是髕骨。

另外就解剖構造來說,下肢生物力學很奧妙,雖然是膝蓋不適,也可能是因為其他相連的骨骼肌肉結構,例如:女性骨盆較寬、內外八、足弓型態…等原因引起的喔!

髕骨股骨疼痛症候群檢測

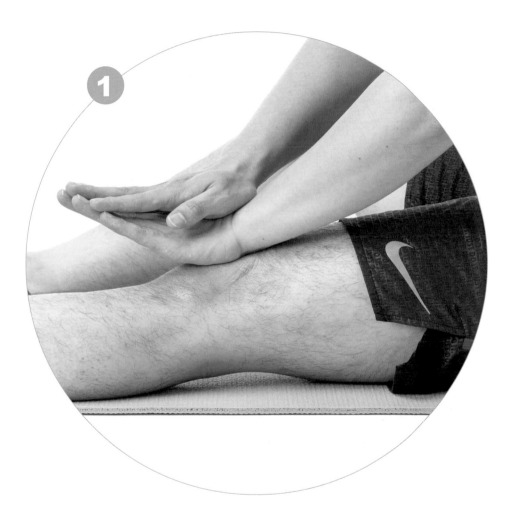

大腿伸直放平，以雙手手掌輕壓髕骨並左右移動時，膝蓋會產生疼痛感，則可能是髕骨股骨疼痛症候群。

伸展

當自我檢測完成，確認痠痛的位置之後，可以使用伸展的方式來舒緩緊繃的肌群。伸展的部位有兩處：大腿前側肌群、大腿後側肌群。

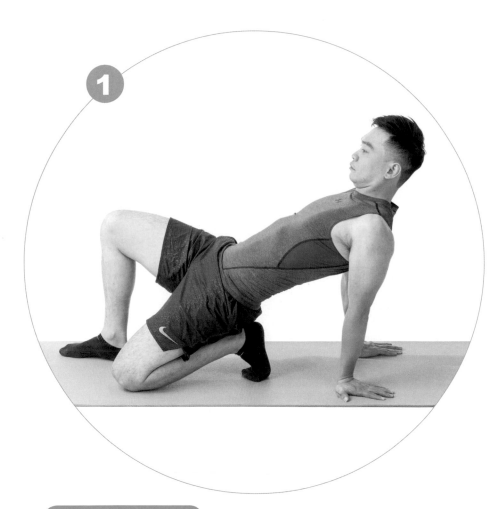

大腿前側肌群

呈半跪式蹲姿，雙手向後扶著地面，伸展左側股四頭肌，肌肉出現緊繃感即可維持 15 - 30 秒，另一側亦然。

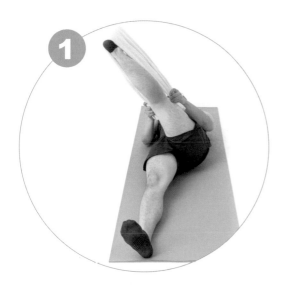

大腿後側肌群

呈躺姿，左腳向右上或左上方伸
直，使用毛巾繞過腳底。

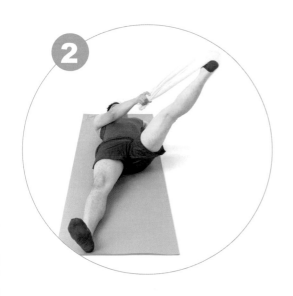

伸展左側腿後肌群，肌肉出現緊
繃感即可維持 15 - 30 秒，另一側
亦然。

按摩球

同時也可使用按摩球，針對緊繃的肌群來進行自我肌筋膜放鬆技巧。

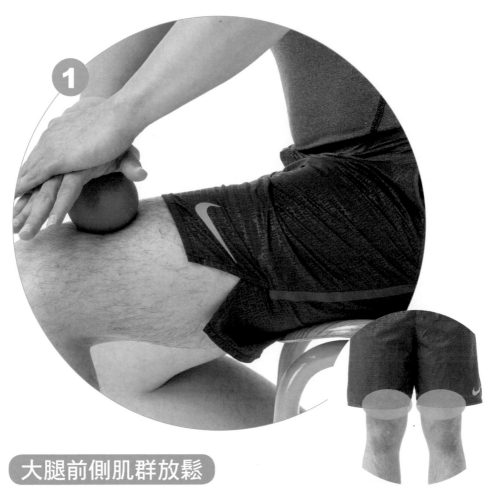

大腿前側肌群放鬆

姿勢：坐姿，利用雙手將球按壓在大腿前側肌群。

動作：用手按壓住球做緩慢小範圍滾動，除了整個大腿前側肌群外，可特別按壓靠近膝蓋骨處。

操作時間：一個點 45 - 120 秒，可分成幾個不同按壓點，進行 2 -3 回。

肌力訓練

可透過肌力訓練的方式將下肢的肌群強化，並活化臀肌，減少膝關節內外側肌群不平衡所導致的膝蓋骨偏移狀況，降低日後產生痠痛的問題。訓練活動如下：

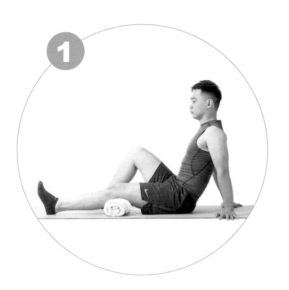

股內側肌

姿勢：坐在地板或床上，將訓練腳伸直，膝蓋下方墊一個約 15 公分高毛巾捲。

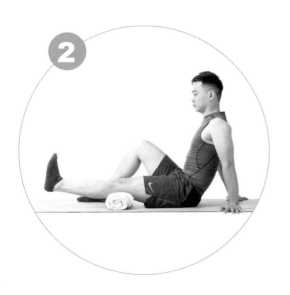

動作：緩慢將膝蓋伸直，感覺到大腿膝蓋上方偏內側緊繃用力。
操作時間：維持 10 - 15 秒，再緩慢放下，重複進行 15 - 20 回合。

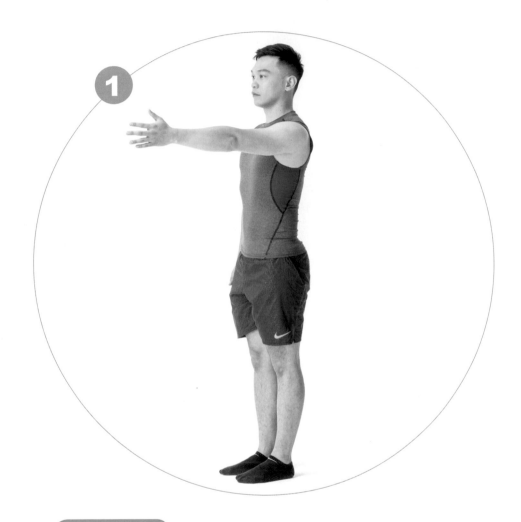

單腳硬舉

姿勢：單腳站，維持髖關節肌肉用力緊繃，膝蓋與腳趾頭皆朝向前方，且維持在一條直線上。

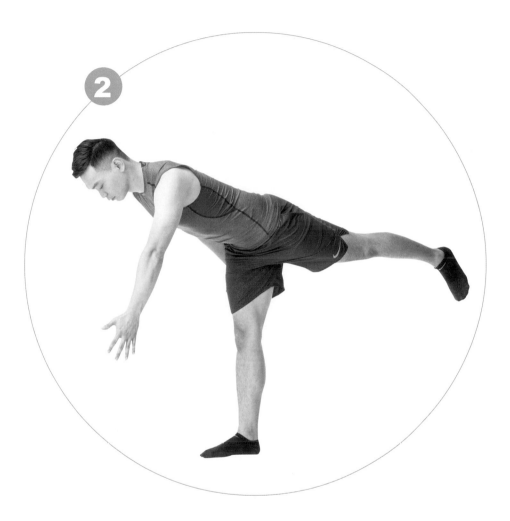

動作：身體前傾背打直，腳向後伸直與身體平行，利用站立腳之臀部及大腿後側肌群收縮，將身體快速站回步驟 1。

操作時間：停留 10 秒鐘，重複進行 15 - 20 回合。

＊身體前彎時，若站立腳因為大腿後側緊繃，無法維持伸直狀態，則可以將膝蓋微微彎曲。

貼紮

透過貼紮技術，彷彿治療師的雙手一直在您的身上，促進肌群收縮、引導髕骨移動。建議貼紮的方式如下：

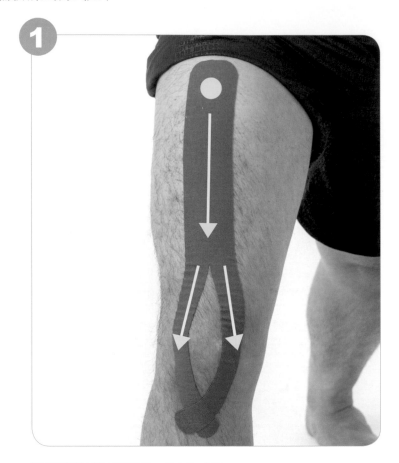

促進股四頭肌與引導髕骨

目的：上半部貼布（未剪開區域）為幫助股四頭肌收縮，下半部貼布（剪開區域）為引導髕骨（膝蓋骨）在活動時能於正確位置上做滑動（如粉紅色貼布）。

貼布：I 形合併 Y 形貼布，自然張力。

擺位：延展擺位，膝蓋彎曲到底。

貼法：自大腿下三分之二貼上固定端，以自然張力貼至髕骨（膝蓋骨）上方五公分處，接著為 Y 形貼布沿髕骨（膝蓋骨）兩側自然張力貼至膝蓋骨正下方。I 形貼布為幫助股四頭肌收縮，Y 形貼布為引導髕骨（膝蓋骨）在活動時能於正確位置上做滑動。

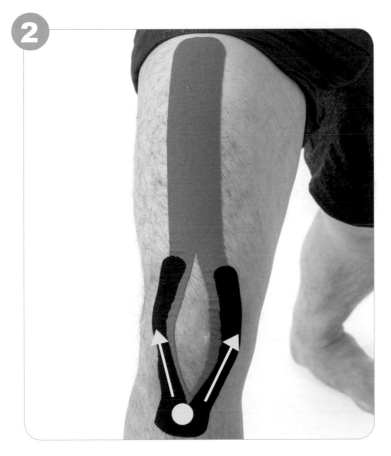

目的：加強引導髕骨在正確的位置上移動（如黑色貼布）。

貼布：Y 形貼布，自然張力。

擺位：延展擺位，膝蓋彎曲到底。

貼法：自脛骨粗隆（膝蓋下方約 5 公分骨頭較凸處）貼上，兩條分支以自然張力分別沿髕骨邊緣貼至膝蓋上方，加強引導髕骨在正確的軌跡上移動。

下肢 /小腿腫脹

久站、久坐循環不佳容易導致小腿腫脹，透過簡單的檢測確認腫脹的程度與範圍，接著做些伸展動作來舒緩，或是使用按摩球進行筋膜放鬆，增加循環；也可以透過肌力訓練來增加小腿肌肉量，進而提升下肢循環，減少日後產生腫脹的機會，同時還可使用肌能系貼紮來進行自我保健。

25 歲的戴小姐是一位空服員，若是被安排到服勤飛歐美的航班，長途飛機一飛就是十幾個小時，雖然中間會有輪休的時間，但還是要在飛機上站個四五個小時，雙腿總是感到腫脹不適。

久坐、久站，或是長時間的行走後，因肌肉腫脹、血液循環不佳，使得雙腳小腿浮腫，並感到腫脹痠痛。

但要注意以下兩件事，第一，若腫脹是局部的，且伴隨著紅熱腫痛，則可能是挫傷或其他問題。第二，若小腿腫脹是雙腳不對稱的，則要留意可能是靜脈栓塞，建議儘快至醫療院所進一步檢查。

小腿腫脹檢測

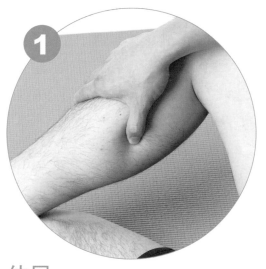

用拇指垂直按壓小腿，手指放開後若出現較深的凹陷，且皮膚需要較長時間才可回彈，則可能是小腿腫脹。

伸展

當自我檢測完成，確認痠痛的位置之後，可以使用伸展的方式來舒緩緊繃的肌群。伸展的部位有兩處：腓腸肌、比目魚肌。

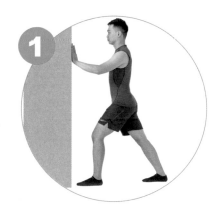

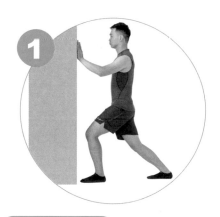

腓腸肌

站姿面向牆壁、雙手扶牆，弓箭步（左腳在前，右腳在後），左腳膝蓋彎曲，右腳膝蓋伸直，膝蓋與腳趾頭皆朝向前方，且維持在一直線上，伸展右側腓腸肌，儘可能做到最大的角度，維持 15 - 30 秒，另一側亦然。

比目魚肌

站姿面向牆壁、雙手扶牆，弓箭步（左腳在前，右腳在後），左腳膝蓋彎曲，右腳膝蓋微彎，膝蓋與腳趾頭皆朝向前方，且維持在一直線上，伸展右側比目魚肌，儘可能做到最大的角度，維持 15 - 30 秒，另一側亦然。

按摩球

同時也可使用按摩球，針對緊繃的肌群來進行自我肌筋膜放鬆技巧，增加下肢循環與筋膜的活動性。

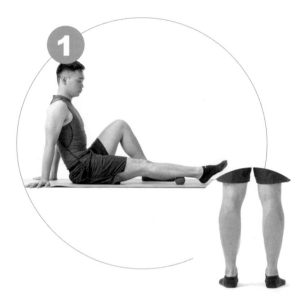

小腿後側肌群 1

姿勢：腳伸直坐姿，將按摩球放在小腿後側處。

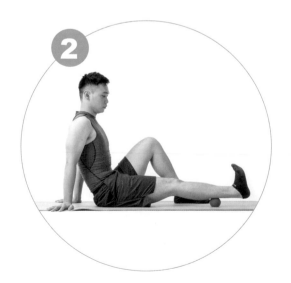

動作：利用腳踝上勾及向下踩平，讓小腿肌群能在按摩球上來回壓放。

操作時間：一個點進行 45 - 120 秒，可分成幾個不同按壓點，進行 2 - 3 回。

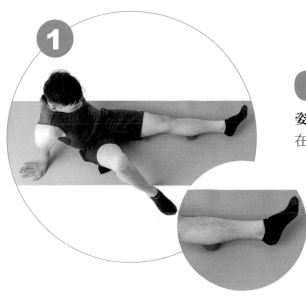

小腿後側肌群 2

姿勢：腳伸直坐姿，將按摩球放在小腿後側處。

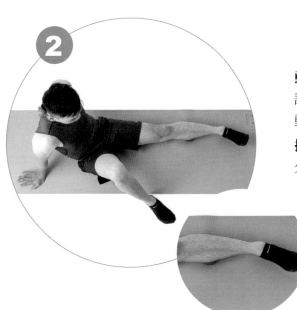

動作：利用小腿力量左右擺動，讓小腿肌群在按摩球上來回滾動，按壓小腿不同弧面。

操作時間：一個點 45 - 120 秒，分成不同按壓點，進行 2 - 3 回。

肌力訓練

可透過肌力訓練的方式增加小腿肌群活動，藉由肌肉收縮過程中，將過多的體液與水份循環回軀幹與心臟，降低小腿反覆水腫問題。訓練活動如下：

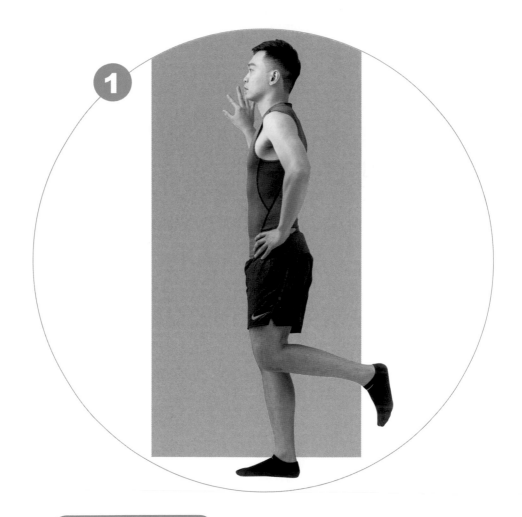

小腿後側肌群

姿勢：單腳站姿，另一腳微微抬離地面即可，手可扶在穩固的地方（如：牆面、扶手、椅子）。

動作：慢慢踮腳，在踮到最高處時，停留 10 秒，再慢慢放下 。動作重複來回進行 15 - 20 回合。

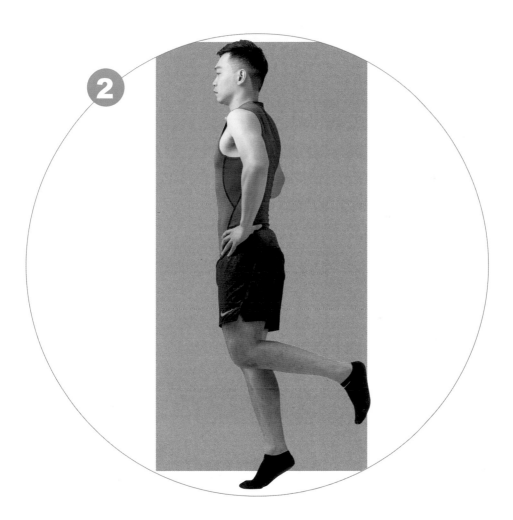

操作時間：動作重複來回進行 15 - 20 回合。

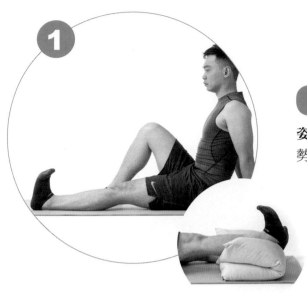

腳踝幫浦運動

姿勢： 腳踝能自由活動的任何姿勢皆可。

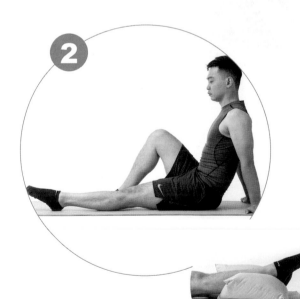

動作： 腳踝慢慢上勾。或是向下踩。

操作時間： 重複 3-5 分鐘。

＊可將腳踝底下墊枕頭再操作，高於心臟位置，有助於將小腿腫脹的液體回流於心臟。

貼紮

透過貼紮技術，彷彿治療師的雙手一直在您的身上做淋巴按摩，協助小腿過多的水份引流回心臟。建議貼紮的方式如下：

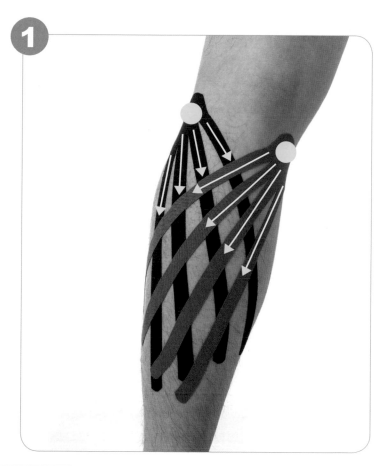

引流消水腫

目的：藉由貼布回縮方向，引導小腿過多的水份往膝蓋淋巴結方向引流，增加循環。

貼布：散形貼布（四分支），自然張力。

擺位：延展擺位，膝蓋伸直，腳板勾起（可站弓箭步姿勢，後腳腳跟向下踩）。

貼法：兩條貼布分別自膝窩左下方及右下方貼上，其餘分支以自然張力向腳踝貼上，貼布需覆蓋整個小腿肌群，藉由貼布回縮方向，引導小腿過多的水份往膝蓋淋巴結方向引流，增加循環。

下肢 / 腳踝扭傷

> 運動或跌倒等不經意扭傷，透過簡單的檢測找出疼痛及腫脹範圍，接著在不痛的範圍做些伸展動作來維持剩餘的關節角度，同時使用按摩球進行筋膜放鬆，除透過幫浦運動外，慢性期肌力訓練來降低日後產生重複扭傷的機會，同時還可使用肌能系貼紮來進行自我保健。

30 歲的洪先生，在過了 30 歲的生日之後，突然驚覺自己已到了而立之年，該養成運動的習慣，因此每日晚上都前往住家附近的河濱公園慢跑。某天，為了閃避迎面而來同樣也在慢跑的小狗，稍微偏離一下跑道來到了草地上，結果突然一個踩空，原來草地上有一個坑洞，洪先生就這樣扭傷了腳踝。

無論是在運動場上奔馳的時候拐到腳，又或者是邊走路邊滑手機的時候不小心踩空翻船，大家都或多或少都曾有過腳踝扭傷的經驗。症狀不外乎是腳踝腫得像米龜一樣，疼痛更是不用說，有時甚至會出現大片的瘀青。

因為足部構造的關係，通常扭傷都是傷到腳踝外側的韌帶，造成韌帶組織發炎腫脹，嚴重甚至產生韌帶撕裂或是斷裂。急性期可以先透過冰敷來消腫止痛，五至七天過後則可以開始在可接受的疼痛範圍內做些伸展運動。

| 腳踝扭傷檢測 |

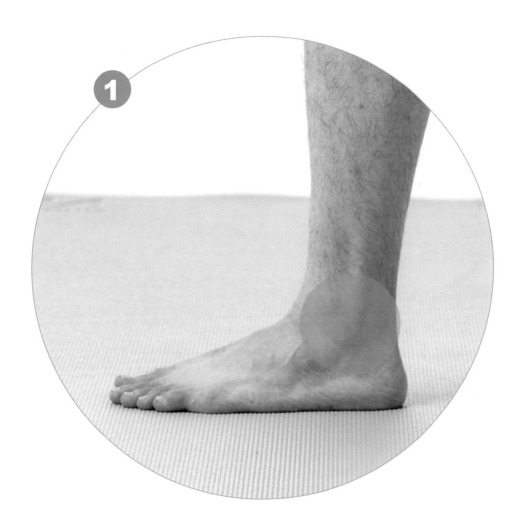

①

急性期：扭傷處可能出現腫脹、疼痛、瘀青。

慢性期：扭傷處已消腫，疼痛感稍微下降。

伸展

當自我檢測完成，確認痠痛的位置之後，可以使用伸展的方式來舒緩緊繃的肌群。伸展的部位為腳踝。

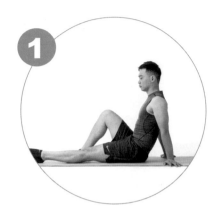

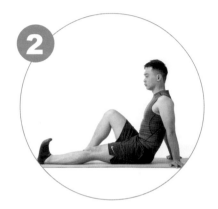

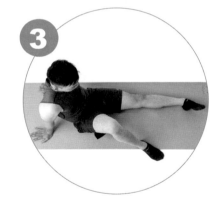

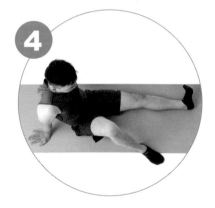

下肢肌群

姿勢：坐姿，膝蓋伸直。

動作：在可接受的疼痛範圍內，向各個方向伸展腳踝。可將腳踝向下踩、向上勾、向內轉、向外轉。

操作時間：停留 10 - 15 秒，重複 10 - 20 回。

按摩球

同時也可使用按摩球，針對因扭傷而造成附近緊繃的肌群，進行自我肌筋膜放鬆。

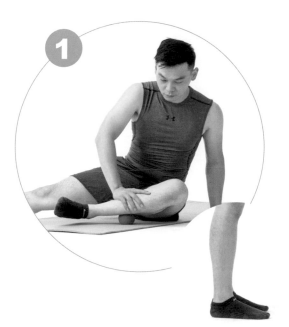

小腿側邊肌群

姿勢：單腳盤坐姿勢，將球放置於彎曲腳之小腿側邊。

動作：利用彎曲腳腳踝上勾及向下踩平，讓小腿側邊肌群能在按摩球上來回壓放。

操作時間：一個點按壓 45 - 120 秒，可分成幾個不同按壓點，進行 2 - 3 回。

＊可利用雙手加壓於小腿上，增加按壓的力量，

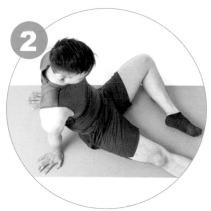

利用腳踝力量向下踩，停留 45 - 120 秒。

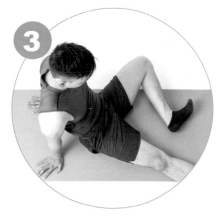

再來向上勾，讓小腿側邊肌群能在按摩球上來回按壓。每次停留 45 - 120 秒。

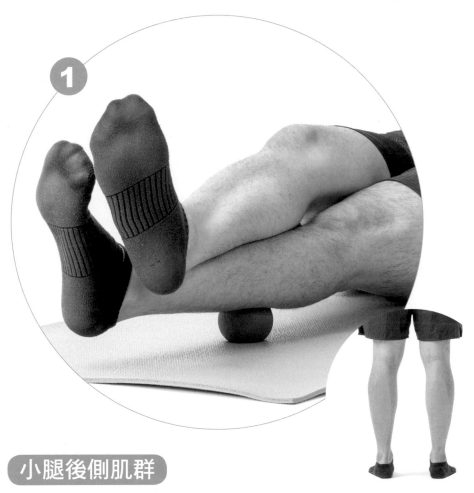

小腿後側肌群

姿勢：腳伸直坐姿，將按摩球放在小腿後側處。

動作：利用腳踝上勾及向下踩平，讓小腿肌群能在按摩球上來回壓放，可將另一隻腳跨在按壓腳上方，增加按壓力道。

操作時間：一個點 45 - 120 秒，可分成幾個不同按壓點，進行 2 - 3 回。

肌力訓練

急性期可透過腳踝幫浦運動，加速消腫；慢性期可透過踝關節穩定運動增加踝關節本體感覺與穩定性，降低日後再次扭傷的機會。

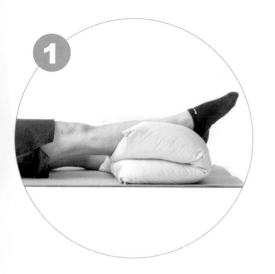

急性期 腳踝幫浦運動

姿勢：腳踝能自由活動的任何姿勢皆可進行。

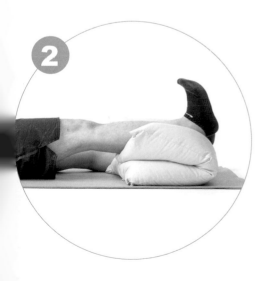

動作：腳踝上勾及向下踩平。

操作時間：重複 3 - 5 分鐘。

＊可將腳踝高於心臟位置，有助於將小腿腫脹的液體回流於心臟。

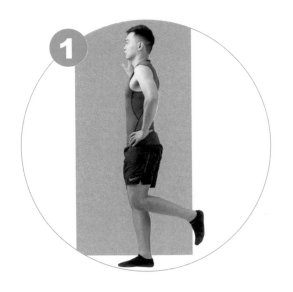

慢性期 單腳站訓練

姿勢：受傷側腳單腳站，另一腳微微抬離地面即可。

動作：從簡單到困難，排序如下，動作過程中須維持身體穩定。僅維持單腳站姿；單腳站姿，膝蓋來回小幅度彎曲；閉眼，維持單腳站姿；閉眼，單腳站姿，膝蓋來回小幅度彎曲。

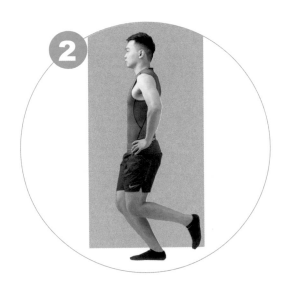

操作時間：重複 1 - 3 分鐘。

＊可站於穩固的地方附近，如：牆面、扶手、椅子，在重心不穩時，可以扶著避免跌倒或二次扭傷。活動過程中，腳踝不可產生大於 3-4 分疼痛感。

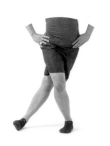

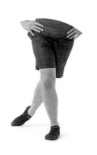

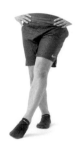
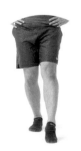

慢性期 踝關節穩定訓練

姿勢：受傷側腳單腳站，另一腳微微抬離地面即可。

動作：受傷側腳單腳站，另一隻腳朝身體周圍八個方向盡可能的延伸到最遠處點地，前後左右及斜向方向等。

操作時間：每個方向完成為一回合，可進行 10 回合。

＊在身體能夠維持穩定的狀況下，盡可能將腳點向最遠處，活動過程中，腳踝不可產生大於 3-4 分疼痛感。

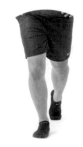
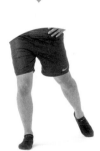

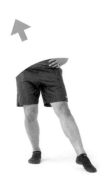

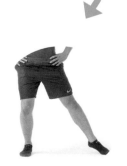

貼紮

透過貼紮技術，彷彿治療師的雙手一直在您的身上，協助代謝急性期的腫脹，以及給予踝關節支撐。建議貼紮的方式如下：

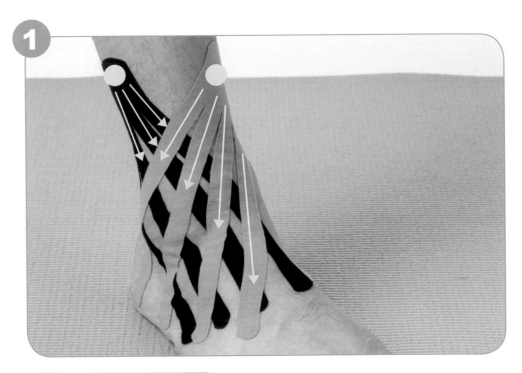

急性期 - 消除腫脹

目的：增加循環，並將造成腫脹的組織液引導回流至心臟，減少受傷後急性期所出現的腫脹問題。

貼布：散形貼布（四分支），自然張力。

擺位：延展擺位，腳踝在不痛的範圍下，盡量向內向下勾。

貼法：兩條散形貼布，自腫脹處往上約五公分貼上固定端，其餘分支向下以自然張力包覆腫脹處貼上。

1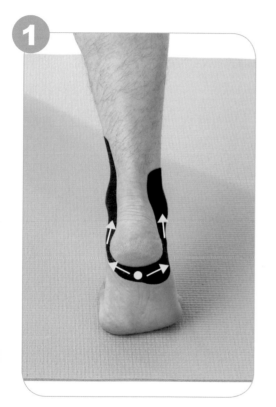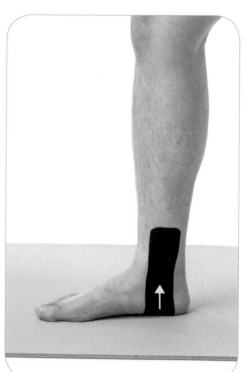

慢性期 - 加強踝關節穩定度

目的：利用貼布支撐踝關節內側及外側韌帶。

貼布：I 形貼布，極大張力。

擺位：正中擺位，踝關節成 90 度。

貼法：貼布中央自腳底板貼上，兩條分支分別從腳底拉極大張力至內踝及外踝處貼上，末端不拉張力順勢貼上，利用貼布支撐踝關節內側及外側韌帶。

下肢 /梨狀肌症候群

長時間坐姿不良，容易造成骨盆歪斜，導致臀部，甚至到大腿後側疼痛，出現麻感，透過簡單的檢測確認疼痛點與範圍，接著做些伸展動作來舒緩，並使用按摩球進行深層肌筋膜放鬆；也可以透過肌力訓練來增加骨盆穩定度，減少日後產生骨盆兩側肌肉不平衡，或痠痛緊繃的問題，同時還可使用肌能系貼紮來進行自我保健。

36 歲的楊小姐是一位上班族，某日突然感到臀部深處有些疼痛，有時甚至會痠麻，就醫後被診斷為梨狀肌症候群。原來平日楊小姐坐在辦公室座位上，最喜歡翹起二郎腿，長期處在一個「梨狀肌症候群高風險族群」的姿勢啊！

梨狀肌症候群也易引發坐骨神經痛，較容易發生在從事長跑、騎腳踏車、久坐或是經常翹腳的人身上。因為長期處在不好的姿勢，讓梨狀肌過度緊繃、肥厚，壓迫到坐骨神經，造成臀部後側及下肢的神經傳導痛。

以解剖構造來說，坐骨神經的走向會穿過梨狀肌，或是在梨狀肌下方通過，當梨狀肌過於緊繃時，便容易造成壓迫而產生疼痛以及下肢痠麻等情形。

▎梨狀肌症候群檢測 ▎

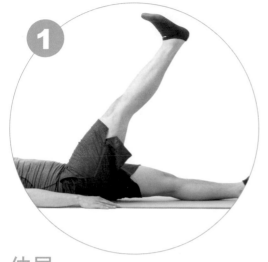

仰躺，疼痛側下肢伸直，抬高 30 至 70 度時，若有疼痛則可能為坐骨神經痛。

伸展

當自我檢測完成，確認疼痛的位置之後，可以使用伸展的方式來舒緩緊繃的肌群。伸展的部位有兩處：梨狀肌、大腿後側肌群。

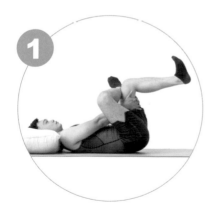

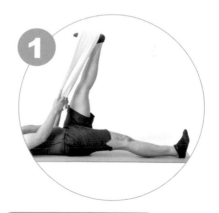

梨狀肌

躺姿，左腳可以放在椅子或瑜伽球上，膝關節及髖關節皆呈 90 度，右腳跨在左腳膝蓋上方，雙手抱著左腳大腿向身體靠近，伸展右側梨狀肌，儘可能做到最大的角度，維持 15 - 30 秒，另一側亦然。

大腿後側肌群

呈躺姿，左腳向上伸直，使用毛巾繞過腳底，伸展左側腿後肌群，肌肉出現緊繃感即可維持 15 - 30 秒，另一側亦然。

按摩球

梨狀肌為較深層肌肉，透過按摩球，可更精確的按壓放鬆到深層緊繃的肌群。

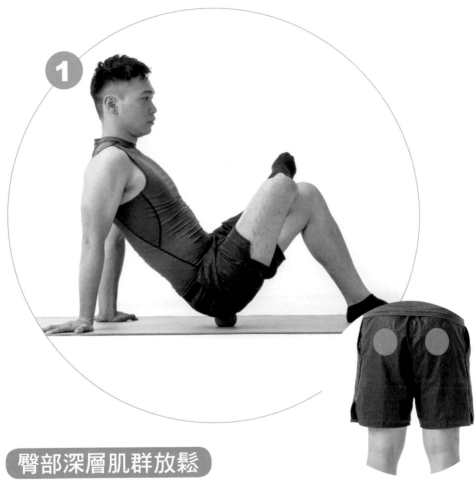

臀部深層肌群放鬆

姿勢：雙手向後撐地，翹腳坐姿，將按摩球放置於不舒服側的臀部處（須避開骨頭處）。

動作：利用踩地的腳及雙手，讓臀部可以於按摩球上小範圍滾動，前後、左右或畫圈皆可。

操作時間：一個點 45 - 120 秒，可分成幾個不同按壓點，進行 2 - 3 回。

＊按壓時若有感到麻感，應避開此按壓處。

肌力訓練

可透過肌力訓練的方式強化髖關節肌群，增加髖關節與骨盆的穩定度，降低日後產生痠痛的機會。訓練活動如下：

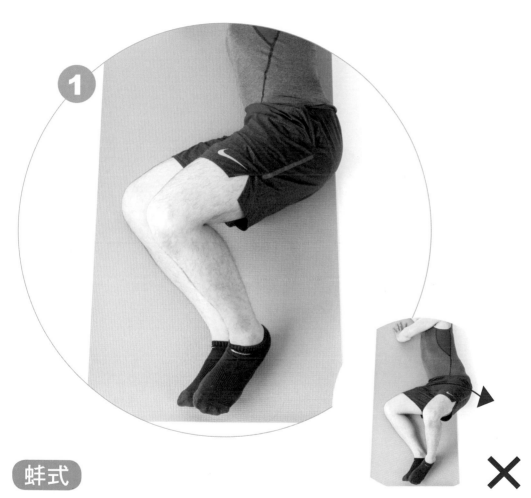

錯誤動作

蚌式

姿勢：側躺，雙腳彎曲併攏，雙腳踝不動。

動作：將雙膝像蚌殼方式打開。**操作時間：**重複進行 15 - 20 回合。

＊膝蓋打開時，應避免身體及骨盆跟著向後旋轉。

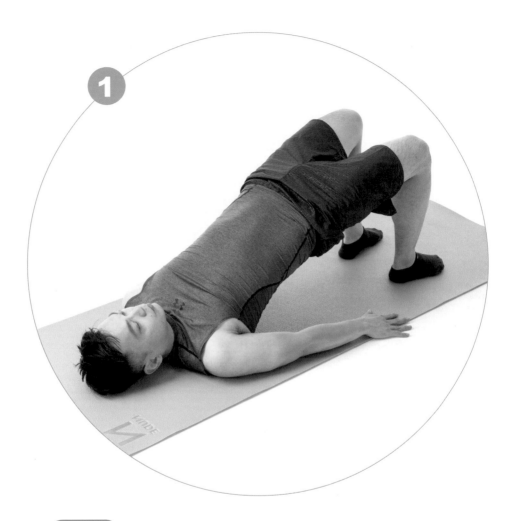

橋式

姿勢：躺姿，雙腳彎曲踩地，雙腳與雙膝與肩同寬。

動作：利用臀部夾緊，將臀部向上慢慢抬起離開地面，直到大腿與脊椎成一直線。可將雙手擺放於骨盆兩側，約為皮帶高度處，抬起臀部時，可想像骨盆將雙手慢慢頂起，來誘發更多臀部肌群的使用。

操作時間：動作重複來回進行 15 - 20 回合。

＊動作過程中，應避免大腿後側抽筋，或是腰部感到壓力出現明顯緊繃感。

貼紮

透過貼紮技術，彷彿治療師的雙手一直在您的身上，協助放鬆緊繃的肌群。建議貼紮的方式如下：

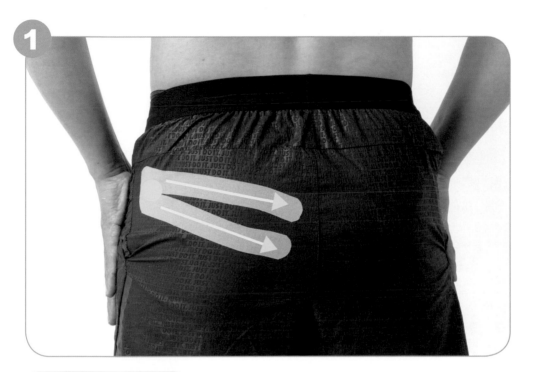

放鬆緊繃肌肉

目的： 貼布藉由引導筋膜方式帶動深層梨狀肌，使梨狀肌放鬆，減少通過梨狀肌底下的坐骨神經壓力。

貼布： Y 形貼布，自然張力。

擺位： 延展擺位，身體前彎，彎曲髖關節，延展臀部皮膚。

貼法： 自臀部外側，以自然張力向尾椎貼上，Y 形兩分支貼在臀部中央，貼布藉由引導筋膜方式帶動深層梨狀肌，使梨狀肌放鬆，減少通過梨狀肌底下的坐骨神經壓力。

下肢 /足底筋膜炎

長時間站姿，或是足部排列問題，例如扁平足、高弓足，可以透過簡單的檢測確認痠痛的位置，接著做些伸展動作來舒緩，或是使用按摩球進行筋膜放鬆，也可透過肌力訓練來降低日後產生痠痛的機會，同時還可使用肌能系貼紮來進行自我保健。

賴小姐是一名資深的百貨專櫃櫃姐，上班時間總是不免要站上一整天，某天清晨起床，雙腳踏到地上的那一刻，突然覺得足底一陣痠麻、疼痛，但是走一走之後又覺得稍微好一些，日復一日的被同樣的事情困擾著的賴小姐終於去看醫生，被診斷為足底筋膜炎。

在我們的每一步中，人體的足底肌肉筋膜和足弓都提供吸震、支撐、穩定的效果，當長期過度使用，或因為錯誤的動作模式、生物力學排列不佳⋯等原因，可能導致足底筋膜發炎，產生不適症狀。

足底筋膜炎容易發生在久站、長時間行走、穿著不合適鞋子的人身上。若足弓有異常，例如：扁平足、高弓足，則罹患足底筋膜炎的機率也較一般人大。

┃足底筋膜炎檢測┃

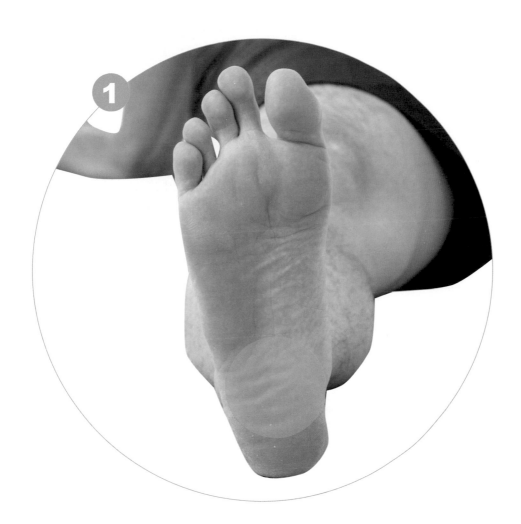

清晨起床下床腳踩地時，足底感到疼痛、痠麻，
以及足底有明顯的壓痛點、疼痛處接近腳跟。

伸展

當自我檢測完成，確認痠痛的位置之後，可以使用伸展的方式來舒緩緊繃的肌群。伸展的部位有兩處：足底筋膜、小腿後側肌群。

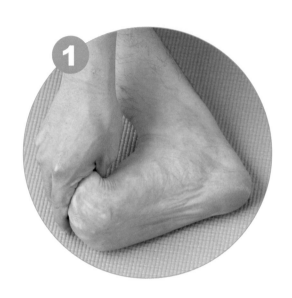

足底筋膜

手掌包覆前足，將腳趾向腳背彎曲，伸展足底筋膜，盡可能做到最大的角度，維持 15 - 30 秒。

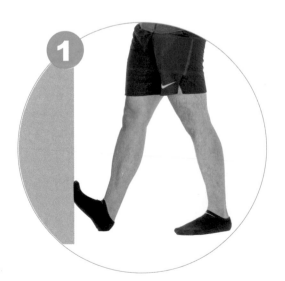

小腿後側肌群

腳趾碰牆，腳背翹起，伸展小腿後側肌群，盡可能做到最大的角度，維持 15 - 30 秒。

按摩球

同時也可使用按摩球，針對腳底趾間肌群進行自我肌筋膜放鬆。

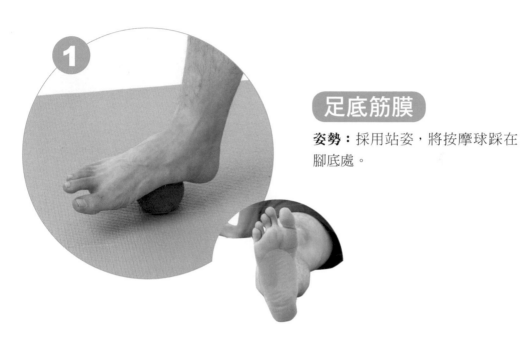

足底筋膜

姿勢：採用站姿，將按摩球踩在腳底處。

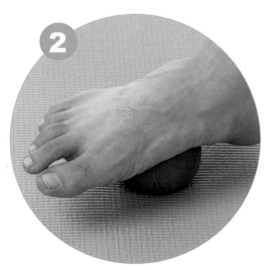

動作：利用腳前後、左右或是畫圓方式小範圍滾動。

操作時間：一個點 45 - 120 秒，可分成幾個不同按壓點來進行，進行 2 - 3 回。

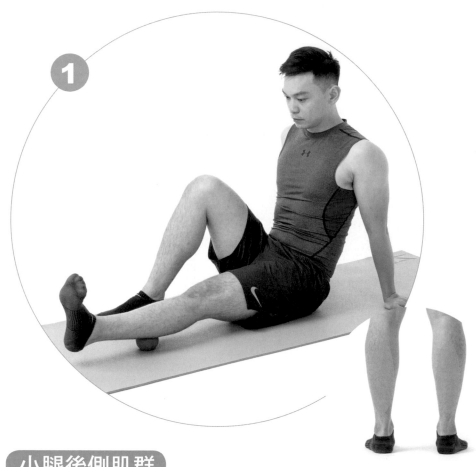

小腿後側肌群

姿勢：腳伸直坐姿，將按摩球放在小腿後側處。

動作：利用腳踝上勾及向下踩平，讓小腿肌群能在按摩球上來回壓放。

操作時間：一個點 45 - 120 秒，可分成幾個不同按壓點，進行 2 - 3 回。

肌力訓練

可透過肌力訓練的方式將足部的肌群強化，降低日後產生痠痛的機會。訓練活動如下：

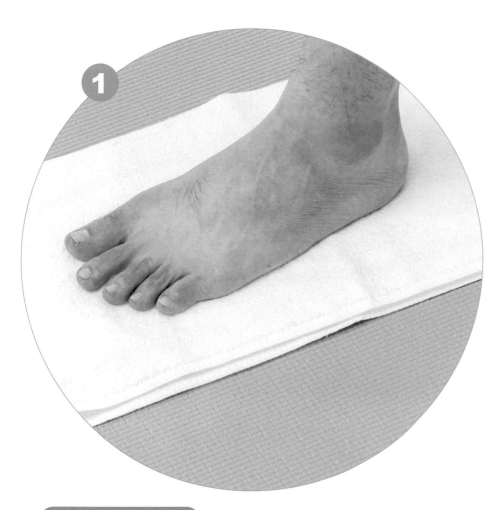

足底肌力訓練

姿勢：站姿或坐姿，腳底放置一條毛巾。

動作：利用腳趾彎曲摳起動作，將毛巾向腳底中間集中。

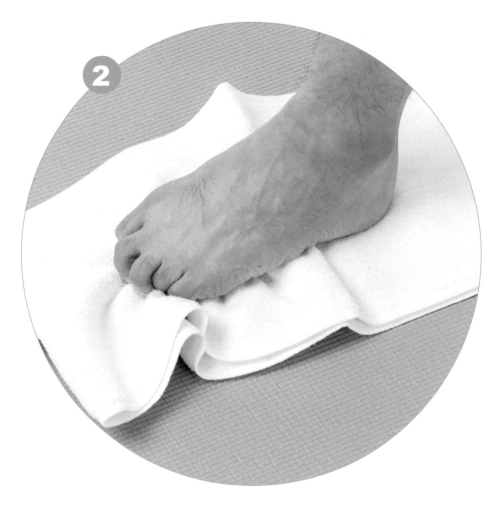

操作時間：可來回執行 3 - 5 分鐘。

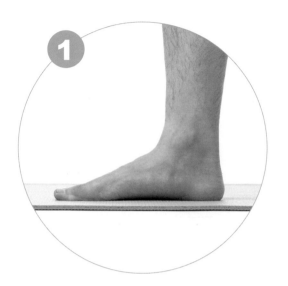

縮足運動

採站姿或坐姿。

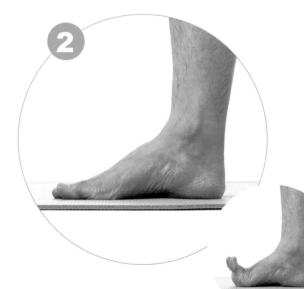

將大腳趾根處關節與腳跟向中間集中。

將足弓拱起後，維持此姿勢 10 - 30 秒，重複 15 - 20 回合。

＊足弓拱起時，應避免使用腳趾頭彎曲內摳，正確縮足運動，腳趾頭應能自由活動。

219

貼紮

透過貼紮技術，彷彿治療師的雙手一直在您的身上，協助支撐足底肌群。建議貼紮的方式如下：

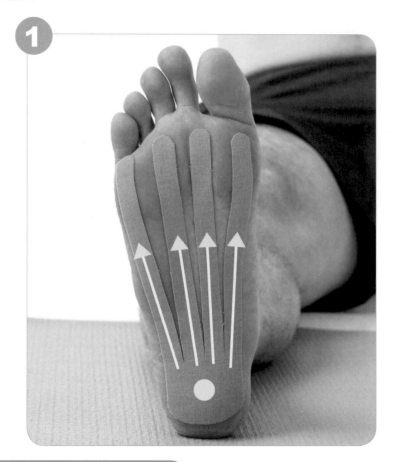

支撐足底筋膜與足弓

目的：利用貼布對腳底所產生的向下壓的應力，加強足底筋膜的支撐性（如藍色貼布）。

貼布：散形貼布（四分支），極大張力。

擺位：正中擺位，踝關節維持 90 度。

貼法：散形貼布（4 分支），貼布自腳跟貼上，四條分支分別拉極大張力貼上，末端約一公分長度不拉張力順勢貼上，利用貼布對腳底所產生的向下壓的應力，加強足底筋膜的支撐性。貼布記得避開腳趾趾腹，可從趾縫繞到腳背，或是將過長的貼布剪掉。

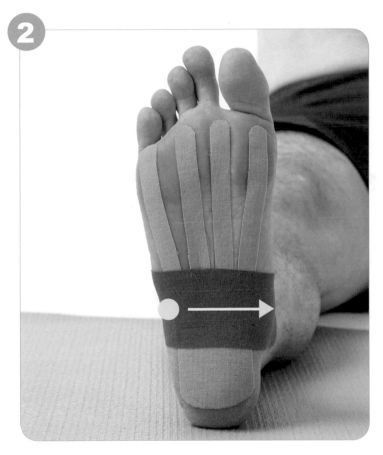

目的：再貼上支撐足弓的貼布，藉由極大張力貼布支撐足弓弧度，讓足弓可以維持在正常的排列上（如粉紅色貼布）。

貼布：I形貼布，極大張力。

擺位：縮短擺位，踝關節成 90 度後，微微內翻（腳掌微微面向另一隻腳）。

貼法：貼布自腳背小趾側，繞過腳底，於足弓處（腳底內側微微拱起處）拉極大張力貼上，直到內側腳踝下方，末端須留至少一格至一格半貼布不拉張力貼上，大約於內側腳踝上方約一格貼布長度。藉由極大張力貼布支撐足弓弧度，讓足弓可以維持在正常的排列上。

下肢 /前足疼痛

> 長時間站姿,或是足部排列問題,可以透過簡單的檢測確認痠痛的位置,接著做些伸展動作來舒緩,或是使用按摩球進行筋膜放鬆,也可透過肌力訓練來降低日後產生痠痛的機會,同時還可使用肌能系貼紮來進行自我保健。

每到了十一月,就是一年一度的大採買季節,多家百貨業者輪番舉辦週年慶特賣會,高小姐總是穿著高跟鞋馳騁各大百貨,而就在大血拼結束之後,高小姐總會感到腳底前側肉墊較多的地方有些疼痛。

前足疼痛又稱為蹠骨痛,也就是在前足腳底或腳趾的根部產生疼痛。我們在走路時,一開始是足跟先點地,接著整個足部觸碰到地面,然後足跟離地,最後前足會將身體向前推進,在這個推進的過程,前足承受了很大的重量,而我們在踮起腳尖時,前足更是承受了大部分的體重,因此若是經常穿著高跟鞋、高弓足的人、常踮腳跑跳的運動員,更容易發生前足疼痛。

|足底筋膜炎檢測|

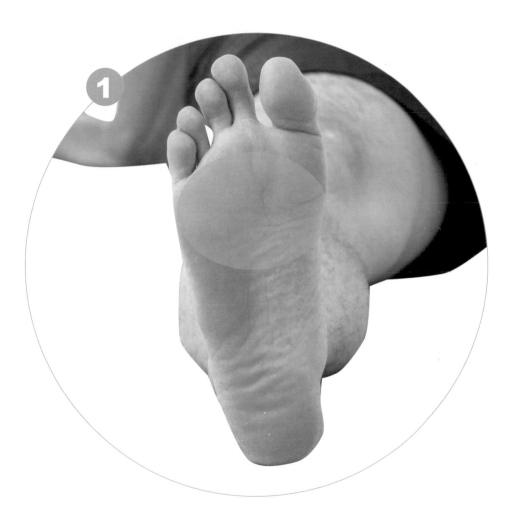

疼痛位置在前足肉墊處，以及站立或按壓時會有明顯疼痛感。

伸展

當自我檢測完成，確認痠痛的位置之後，可以使用伸展的方式來舒緩緊繃的肌群。伸展的部位有三處：足底筋膜、趾間小肌肉、小腿後側肌群。

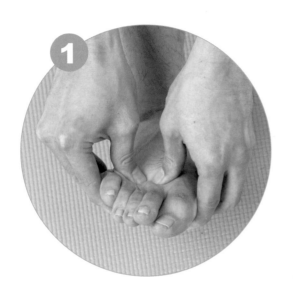

足底筋膜及趾間小肌肉

手掌包覆前足，將前足向下壓及向上拱起，伸展足底筋膜及趾間小肌肉。

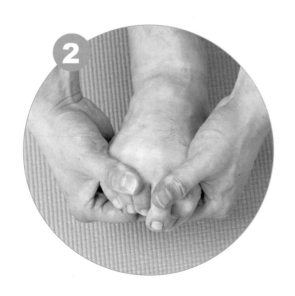

盡可能做到最大的角度，一個動作維持 15 - 30 秒。

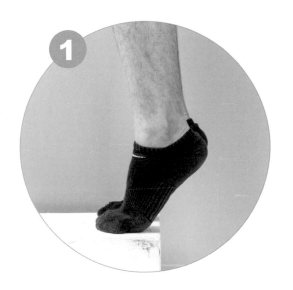

小腿後側肌群

姿勢：雙手扶牆，站立於小台階或椅凳邊緣。

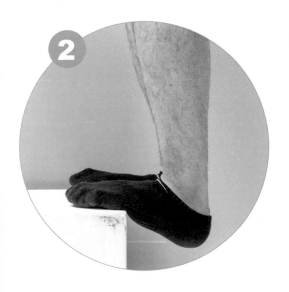

動作：踮起腳尖再稍微向下踩。伸展小腿後側肌群。

操作時間：動作維持 15 - 30 秒。

按摩球

使用按摩球，除可針對緊繃的足底肌群按壓，同時也可以活動前足腳趾間的關節活動度。

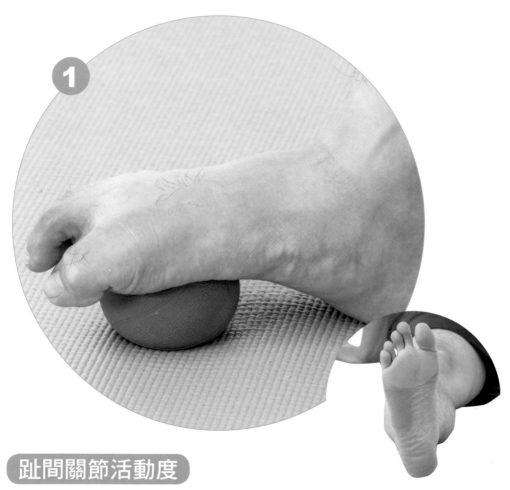

趾間關節活動度

姿勢：站姿或坐姿，將按摩球踩在腳底處前 1／2。

動作：利用腳前後、左右方式單一方向來回滾動，製造前足橫弓的弧度，以及腳趾間的關節活動度。

操作時間：一個點 45 - 120 秒，可分成幾個不同按壓點，進行 2 - 3 回。

＊可改用體積較小的球狀物，增加橫弓弧度，以及腳趾間更大的活動度。

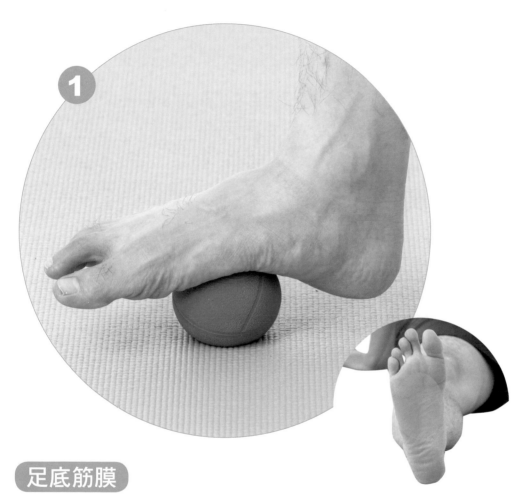

足底筋膜

姿勢：站姿或坐姿，將按摩球踩在腳底處。

動作：利用腳前後、左右或是畫圓方式小範圍滾動。

操作時間：一個點 45 - 120 秒，可分成幾個不同按壓點，進行 2 - 3 回。

＊足底後三分之一足跟處為脂肪墊與骨頭，應避免按壓，可針對腳底前三分之二按壓即可。

肌力訓練

可透過肌力訓練的方式將足部的肌群強化，降低日後產生痠痛的機會。訓練活動如下：

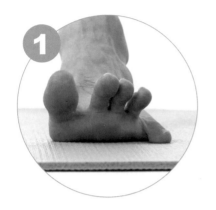

展趾運動

姿勢：站姿或坐姿，將所有腳趾翹起，先將小趾往外放下。

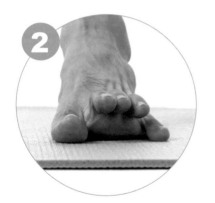

動作：其他四趾不動，再將大拇趾向身體中線放下，中間三指不動。

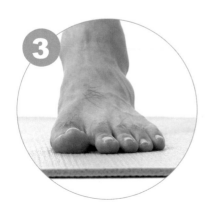

動作：再將中間三趾踩下，足底用力維持五根腳趾展開踩住動作 10 秒。

操作時間：重複以上動作，重複 15 - 20 回合。

貼紮

透過貼紮技術，彷彿治療師的雙手一直在您的身上，協助支撐足底肌群。建議貼紮的方式有一種：前足支撐貼法。

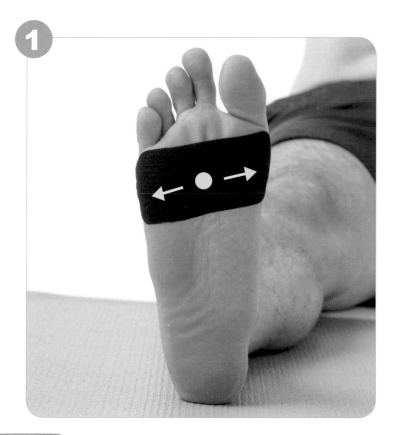

前足支撐

目的：利用極大張力貼布支撐前足橫弓，使得足底承重時，提供前足額外的支撐力量。

貼布：I 形貼布，極大張力。

擺位：正中擺位，讓腳底維持自然位置，不須特別延展或縮短。

貼法：使用極大張力從貼布中間貼在前足中點上，約覆蓋前足足底 2/3 寬，剩餘兩端貼布（兩端貼布皆須留約半格至一格）不拉張力往兩側貼上，利用極大張力貼布支撐前足橫弓，使得足底承重時，提供額外的支撐力量。

國家圖書館出版品預行編目（CIP）資料

自我解放肌痛點：痠痛檢測、伸展、按摩、肌力訓練 / 許憶婷 , 李瑋合著 . -- 初版 . -- 臺北市 :

墨刻出版 : 家庭傳媒城邦分公司發行 , 2020.11

面； 公分

ISBN 978-986-289-535-1(平裝)

1. 疼痛醫學 2. 健康法

415.942   109015260

墨刻出版 運動星球　叢書

自我解放肌痛點
痠痛檢測、伸展、按摩、肌力訓練

作　　　者	許憶婷 , 李瑋合著
責 任 編 輯	鈕玉臻
圖 書 設 計	袁宜如

社　　　長	饒素芬
事業群總經理	李淑霞
發 行 人	何飛鵬
出 版 公 司	墨刻出版股份有限公司
地　　　址	台北市民生東路 2 段 141 號 9 樓
電　　　話	886-2-25007008
傳　　　真	886-2-25007796
E M A I L	service@sportsplanetmag.com
網　　　址	www.sportsplanetmag.com

發　　　行　　英屬蓋曼群島商家庭傳媒股份有限公司城邦分公司
地址：104 台北市民生東路 2 段 141 號 2 樓
讀者服務電話：0800-020-299
讀者服務傳真：02-2517-0999
讀者服務信箱：csc@cite.com.tw
劃撥帳號：19833516
戶名：英屬蓋曼群島商家庭傳媒股份有限公司城邦分公司

香 港 發 行　　城邦（香港）出版集團有限公司
地址：香港灣仔駱克道 193 號東超商業中心 1 樓
電話：852-2508-6231
傳真：852-2578-9337

馬 新 發 行　　城邦（馬新）出版集團有限公司
地址：41, Jalan Radin Anum, Bandar Baru Sri Petaling, 57000 Kuala Lumpur, Malaysia
電話：603-90578822
傳真：603-90576622

經 銷 商	聯合發行股份有限公司（電話：886-2-29178022）、金世盟實業股份有限公司
製　　　版	漾格科技股份有限公司
印　　　刷	漾格科技股份有限公司
城 邦 書 號	LSP008

I S B N　978-986-289-535-1（平裝）
定價 380 元
2020 年 12 月初版